JN302230

NSTのための
疾患診断・治療と臨床検査の基礎知識

編著：田中　　明
　　　加藤　昌彦
　　　津田　博子
共著：北川　　章
　　　木村　雅子
　　　清水瑠美子
　　　宮澤　靖二
　　　外山　健二
　　　榎　　裕美
　　　矢冨　　裕

建帛社
KENPAKUSHA

はしがき

　栄養サポートチーム（NST）とは，医師，管理栄養士，看護師，薬剤師，臨床検査技師などの医療スタッフがチームをつくり，病院全体で栄養管理（栄養ケア）を必要とする患者を抽出し，その栄養管理法を主治医にアドバイスするシステムです。NSTでは，構成するスタッフがそれぞれの専門的立場から意見を述べ，お互いに対等の立場で議論し，個々の患者の栄養状態を正確に把握し，連携して問題解決が図られます。しかし，NST活動が栄養改善の成果を上げるためには，スタッフそれぞれが，①疾患の症候，②臨床検査，③画像検査，④疾患治療法などについて共通の基礎的知識を持つことが必要です。本書は，この目的のために，これらの項目をわかりやすく解説したものです。

　本書は，第1部疾患診断の基礎知識，第2部疾患治療の基礎知識，第3部臨床検査値の読み方，の3部から構成されています。第1部では，疾患を診断する際に必要な基礎的知識を学ぶことが目的で，実際に診断を進める順に解説されています。問診・身体診察の実際のやり方，問診・身体診察により得られた胸部，腹部などで認めるさまざまな症候について，さらに，各症候に関連する検査項目を中心に実施する臨床検査・画像検査についてわかりやすく解説されています。第2部では，疾患を治療する際に必要な基礎知識を学ぶことが目的で，治療全般の概要，NSTによる栄養管理の概要，栄養・食事療法，運動療法，薬物療法，輸液・輸血・血液浄化療法，外科的療法，放射線療法，リハビリテーション療法など，さまざまな治療法が詳細に解説されています。また，再生医療，救急救命医療，緩和医療などの解説もあり，ほとんどすべての治療方法が示されています。また，根拠（エビデンス）に基づいた治療の重要性が指摘されており，これについても解説されています。さらに，第3部では，NSTの実践で必要となる臨床検査値の読み方を学ぶことを目的とし，検体検査項目を中心に，試料（検体）の種類，基準値と注意点，おもな疾患・病態との関連について，表形式で簡潔に解説されています。

　栄養・食事療法の専門家である管理栄養士はNST活動の中心的役割を果たす立場にあり，他の専門スタッフとの協働作業をスムーズに進めるためには，前述のとおり，①疾患の症候，②臨床検査，③画像検査，④疾患治療法などについての知識を十分に習得しておくことが要求されます。本書はこの目的を果たすために，必要にして十分であり，本書を多いに活用してNSTを構成する各スタッフ間の連携をスムーズにして，栄養改善効果を上げられることを期待します。

　最後に，本書の編集にあたり，各執筆者には編者のさまざまな要求を快く受け入れていただきましたことを心から感謝いたします。また，本書の出版にあたり，建帛社編集部の皆様には多大なご助力をいただきましたことを深謝いたします。さらに，本書を利用していただく読者諸氏の忌憚ないご意見をいただけましたら幸いです。

2014年3月

編者一同

目次

序章　NSTと管理栄養士の役割 ………………………………………………………………… 1
　1．栄養サポートチーム（NST） ……………………………………………………………… 1
　2．NSTにおける栄養ケア・マネジメント ………………………………………………… 1
　　2.1　栄養スクリーニング ………………………………………………………………… 2
　　2.2　栄養アセスメント …………………………………………………………………… 2
　　2.3　栄養ケア計画，実施，モニタリング，評価 ……………………………………… 3

第1部　疾患診断の基礎知識

第1章　問診・診察 ……………………………………………………………………………… 6
　1．問　診 ………………………………………………………………………………………… 6
　　1.1　主　訴 ………………………………………………………………………………… 6
　　1.2　現病歴 ………………………………………………………………………………… 6
　　1.3　既往歴 ………………………………………………………………………………… 7
　　1.4　家族歴 ………………………………………………………………………………… 7
　　1.5　社会歴（生活歴）……………………………………………………………………… 7
　2．身体診察 ……………………………………………………………………………………… 7

第2章　主な症候 ………………………………………………………………………………… 9
　1．バイタルサイン ……………………………………………………………………………… 9
　　1.1　血　圧 ………………………………………………………………………………… 9
　　1.2　脈　拍 ……………………………………………………………………………… 10
　　1.3　呼　吸 ……………………………………………………………………………… 10
　　1.4　体　温 ……………………………………………………………………………… 10
　　1.5　意　識 ……………………………………………………………………………… 11
　2．全身症状 …………………………………………………………………………………… 11
　　2.1　発　熱 ……………………………………………………………………………… 11
　　2.2　全身倦怠感 ………………………………………………………………………… 12
　　2.3　体重減少・体重増加 ……………………………………………………………… 12
　　2.4　ショック …………………………………………………………………………… 12
　　2.5　意識障害 …………………………………………………………………………… 13
　　2.6　不　穏 ……………………………………………………………………………… 13
　　2.7　痙　攣 ……………………………………………………………………………… 13
　　2.8　めまい ……………………………………………………………………………… 14

2.9　脱　水 ·· 14
　　2.10　浮　腫 ··· 15
　3．その他の症状・病態 ·· 16
　　3.1　チアノーゼ ··· 16
　　3.2　黄　疸 ·· 16
　　3.3　発　疹 ·· 17
　　3.4　喀血・血痰 ··· 18
　　3.5　頭　痛 ·· 18
　　3.6　運動麻痺 ··· 19
　　3.7　腹　痛 ·· 20
　　3.8　悪心・嘔吐 ··· 21
　　3.9　嚥下困難 ··· 21
　　3.10　食欲不振 ··· 22
　　3.11　便　秘 ··· 23
　　3.12　下　痢 ··· 24
　　3.13　吐　血 ··· 24
　　3.14　下　血 ··· 24
　　3.15　腹部膨隆 ··· 25
　　3.16　腹　水 ··· 25
　　3.17　睡眠障害 ··· 25

第3章　臨床検査 ·· 27
　1．検査の種類と特性 ·· 27
　　1.1　検体検査 ··· 27
　　1.2　生理（生体）機能検査 ··· 27
　2．検体検査における変動要因 ··· 27
　　2.1　病態変動と生理的変動 ··· 27
　　2.2　検体採取 ··· 28
　3．基準値の考え方 ·· 30
　　3.1　基準値 ·· 30
　　3.2　検査の診断特性 ·· 31
　4．一般検査（尿・糞便・喀痰など） ·· 31
　　4.1　尿検査 ·· 31
　　4.2　糞便検査 ··· 33
　　4.3　喀痰検査 ··· 34
　5．血液学的検査 ··· 34
　　5.1　血液一般検査 ··· 34

6．血液生化学検査 ……………………………………………………………… 36
7．血清学的検査 …………………………………………………………………… 41
8．腫瘍マーカー検査 ……………………………………………………………… 41
8.1　腫瘍マーカーの生物学的性状 …………………………………………… 42
8.2　腫瘍マーカーの臓器特異性 ……………………………………………… 43
9．感染症検査 ……………………………………………………………………… 43
10．遺伝子検査 ……………………………………………………………………… 44
10.1　感染症の遺伝子検査 ……………………………………………………… 44
10.2　ゲノム医療 ………………………………………………………………… 45
11．生理機能検査 …………………………………………………………………… 45

第4章　画像検査 …………………………………………………………………… 49
1．エックス線検査 ………………………………………………………………… 49
1.1　エックス線検査とは ……………………………………………………… 49
1.2　単純エックス線検査 ……………………………………………………… 49
1.3　CT 検査 ……………………………………………………………………… 51
2．超音波検査 ……………………………………………………………………… 55
2.1　超音波検査とは …………………………………………………………… 55
2.2　腹部超音波検査 …………………………………………………………… 55
2.3　心臓超音波検査 …………………………………………………………… 57
2.4　頸動脈超音波検査 ………………………………………………………… 58
2.5　その他 ……………………………………………………………………… 59
3．磁気共鳴画像検査（MRI 検査）……………………………………………… 59
3.1　MR 画像とは ……………………………………………………………… 59
3.2　MRI の注意事項や禁忌 …………………………………………………… 61
3.3　さまざまな撮像方法 ……………………………………………………… 62
3.4　頭部 MRI …………………………………………………………………… 62
3.5　脊椎脊髄 MRI ……………………………………………………………… 63
3.6　腹部 MRI …………………………………………………………………… 63
3.7　骨盤 MRI …………………………………………………………………… 64
3.8　骨軟部 MRI ………………………………………………………………… 65
4．核医学検査 ……………………………………………………………………… 65
4.1　核医学検査とは …………………………………………………………… 65
4.2　骨シンチグラフィー ……………………………………………………… 66
4.3　心筋血流シンチグラフィー ……………………………………………… 66
4.4　脳血流シンチグラフィー ………………………………………………… 67
4.5　PET，PET/CT ……………………………………………………………… 67

5．内視鏡検査 ………………………………………………………………………… 68
 5.1 上部消化管内視鏡 ………………………………………………………… 68
 5.2 下部消化管内視鏡 ………………………………………………………… 70

第2部　疾患治療の基礎知識

第5章　治療の概要 ……………………………………………………………………… 74
1．治療の種類と特徴 …………………………………………………………………… 74
 1.1 原因療法，対症療法 ……………………………………………………… 74
 1.2 根治療法，保存療法，特殊療法 ………………………………………… 74
2．治療計画・実施・評価 ……………………………………………………………… 75
 2.1 治療の適応・選択 ………………………………………………………… 76
 2.2 治療の実施・モニタリング・評価 ……………………………………… 76
3．NSTにおける栄養管理 ……………………………………………………………… 77
 3.1 NSTにおける栄養管理の流れ …………………………………………… 77
 3.2 栄養アセスメント ………………………………………………………… 78
 3.3 栄養ケア計画と実施・評価 ……………………………………………… 81

第6章　治療の方法 ……………………………………………………………………… 83
1．栄養・食事療法 ……………………………………………………………………… 83
 1.1 栄養・食事療法の必要性 ………………………………………………… 83
 1.2 栄養アセスメント ………………………………………………………… 84
 1.3 栄養ケア計画 ……………………………………………………………… 85
 1.4 モニタリング ……………………………………………………………… 90
2．運動療法 ……………………………………………………………………………… 91
 2.1 運動療法の意義 …………………………………………………………… 91
 2.2 運動療法の効果 …………………………………………………………… 91
 2.3 運動療法の基礎知識 ……………………………………………………… 91
 2.4 健康づくりのための運動基準2006，身体活動基準2013 ……………… 92
3．薬物療法 ……………………………………………………………………………… 92
 3.1 病院での薬剤師の役割 …………………………………………………… 92
 3.2 薬物と食品の相互作用 …………………………………………………… 93
 3.3 経口糖尿病薬 ……………………………………………………………… 94
4．輸液，輸血，血液浄化 ……………………………………………………………… 97
 4.1 輸　液 ……………………………………………………………………… 97
 4.2 輸　血 ……………………………………………………………………… 98
 4.3 血液浄化 …………………………………………………………………… 98

5．手術，周術期患者の管理 …… 99
- 5.1　手術の目的と特色 …… 99
- 5.2　手術と適応 …… 99
- 5.3　周術期 …… 99

6．臓器・組織移植，人工臓器 …… 101
- 6.1　移　植 …… 101
- 6.2　人工臓器 …… 102

7．放射線治療 …… 103
- 7.1　放射線治療とは …… 103
- 7.2　放射線治療の目的 …… 103
- 7.3　放射線治療の種類 …… 104
- 7.4　放射線治療と集学的治療 …… 104
- 7.5　放射線治療の副作用 …… 104

8．リハビリテーション …… 105
- 8.1　リハビリテーションの目的と対象 …… 105
- 8.2　リハビリテーションの分野 …… 105
- 8.3　リハビリテーション療法の種類 …… 106
- 8.4　リハビリテーションのチームアプローチ …… 107

9．再生医療 …… 107
- 9.1　再生医療の概要 …… 107
- 9.2　再生医療の方法 …… 108
- 9.3　再生医療の手順 …… 109

10．救急救命医療 …… 109
- 10.1　救急救命医療の対象 …… 109
- 10.2　トリアージとバイタルチェック …… 110
- 10.3　救急救命患者への処置と診断 …… 110
- 10.4　救急救命患者の水分・電解質管理，栄養管理 …… 111

第7章　終末期患者の治療 …… 113

1．終末期医療 …… 113
- 1.1　終末期医療（ターミナルケア）とは …… 113
- 1.2　終末期医療のガイドライン …… 113
- 1.3　高齢者の終末期医療およびケアの問題点 …… 115

2．緩和医療 …… 115
- 2.1　緩和医療とは …… 115
- 2.2　緩和医療（ケア）病棟と緩和医療（ケア）チーム …… 115
- 2.3　看取り …… 116

3．死の判定と尊厳死 ··· 117
　3.1　心臓死と脳死 ··· 117
　3.2　尊厳死 ··· 117

第 8 章　根拠に基づいた医療（EBM）···································· 119
1．EBM ··· 119
　1.1　EBM とは ·· 119
　1.2　研究デザインとエビデンスレベル ································ 119
2．診療ガイドライン ··· 121

第 3 部　臨床検査値の読み方

1．血液学的検査 ··· 125
2．血液生化学検査 ··· 127
3．肝機能検査 ··· 132
4．腎機能検査 ··· 133
5．内分泌機能検査 ··· 133
6．血清学的検査 ··· 137
7．腫瘍・線維化マーカー検査 ··· 139
8．尿・糞便検査 ··· 140
9．脳脊髄液検査 ··· 141

付表 1　栄養状態の主観的包括的評価 ··· 142
付表 2　主な栄養アセスメント項目 ··· 143

索　引 ·· 144
　第 3 部 臨床検査項目 掲載ページ一覧 ······································ 148

序章　NSTと管理栄養士の役割

1. 栄養サポートチーム（NST）

　栄養サポートチーム（nutrition support team：NST）とは，医師，管理栄養士，看護師，薬剤師，臨床検査技師，その他のコメディカルスタッフがチームをつくり，病院全体で栄養管理（栄養ケア）を必要とする患者を抽出し，その栄養管理法を主治医にアドバイスする組織である。NSTでは，構成するスタッフがそれぞれの専門的立場から意見を述べ，お互いに対等の立場で議論し，個々の患者の栄養状態を正確に把握し，連携して問題解決が図られる。具体的なNST活動の成果としては，①褥瘡が軽減した，②中心静脈栄養が減少し，経腸栄養が増加した，③入院日数の短縮や薬剤使用の減少により医療費が減少した，④外科手術後の創傷治癒の遅延，縫合不全，感染症などの合併症が減少した，などが指摘されている。また，NST活動により栄養・食事療法に対する病院全体の医療スタッフの関心を増大させることがNST活動の発展，拡大につながるものと考えられる。

　効率的に栄養管理（栄養ケア）を行うためには，NSTのようにシステム化された多職種協働の栄養ケア・マネジメントが求められる。NSTスタッフがお互いに対等の立場で議論し，患者の栄養状態を正確に把握し，連携して栄養改善の成果をあげるためには，それぞれが，①疾患の症候，②臨床検査，③画像検査，④疾患治療法についての共通の基礎的知識を持つことが必要である。栄養・食事療法の専門家である管理栄養士はNST活動の中心的役割を果たす立場にあり，これらの知識を十分に習得しておくことが要求される。

　近年，疾患の成因や治療に栄養状態が深く関連していることが明らかになり，栄養ケアの重要性が指摘されている。ビタミン欠乏症，ミネラル欠乏症，さまざまな栄養障害および生活習慣病といわれる肥満症，糖尿病，脂質異常症，高血圧症などの各疾患の成因には栄養状態が深くかかわり，治療には適切な栄養ケアが必要である。また，外傷および手術後の回復や予後にも栄養状態が深くかかわっており，適切な栄養ケアにより創傷治癒の遅延，感染などの合併症の抑制が可能となる。

2. NSTにおける栄養ケア・マネジメント

　栄養ケア・マネジメントは，①栄養スクリーニング，②栄養アセスメント，③栄養ケア計画，④栄養ケアの実施，⑤モニタリング，⑥評価と進められ，最終評価に基づいて，再び栄養ケア・マネジメントが行われる（図序-1）。この各段階で，管理栄養士は，その専門性を発揮して，NSTの中心的役割を担うこととなる。

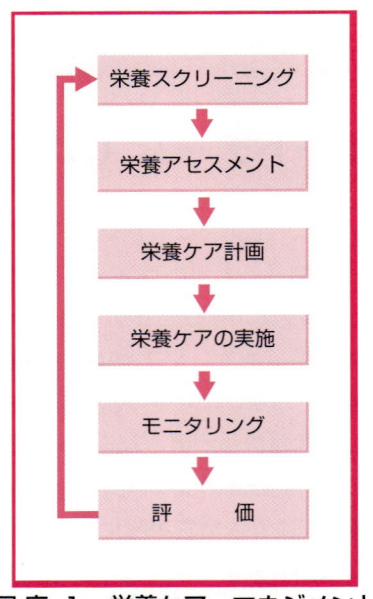

図序-1　栄養ケア・マネジメント

●2.1　栄養スクリーニング

　栄養ケア・マネジメントにおける栄養ケアのスタートは栄養スクリーニングである。これは全入院患者から栄養ケアの必要な患者を抽出する過程である。患者を主観的包括的に評価し，A.栄養状態良好，B.中等度の栄養不良，C.高度の栄養不良の3段階に分類する主観的包括的アセスメント（subjective global assessment：SGA，巻末付表1参照）が用いられる。この過程に関しては管理栄養士と看護師との連携が不可欠である。

●2.2　栄養アセスメント

　栄養アセスメントは，栄養スクリーニングで抽出した栄養ケアを必要とする患者の栄養状態を客観的に評価する過程である。①静的栄養アセスメント，②動的栄養アセスメントがある。

　静的栄養アセスメントは，身体計測値や血清アルブミン値，免疫能など，比較的変化の遅い指標により栄養障害の重症度やタイプを判定する場合である（表序-1，巻末付表2参照）。

　動的栄養アセスメントは，栄養状態の評価に用いられる指標のうち，短時間に変化するものを用いる（表序-1，第1部第3章および第3部参照）。

　栄養アセスメントでは，多くの臨床検査項目が客観的指標として用いられるが，医師による検査依頼に基づいて臨床検査技師が測定し，医師，管理栄養士，臨床検査技師が主となって栄養状態の評価を行う。検査結果に影響を及ぼすさまざまな変動要因に注意して，検査結果を判定する必要がある（第1部第3章および第3部参照）。

表 序-1 栄養アセスメント

静的栄養アセスメント	動的栄養アセスメント
身体組成	生化学検査
body mass index（BMI） 標準体重比 体重減少率 上腕三頭筋部皮下脂肪厚（TSF） 上腕周囲長（AC） 上腕筋囲（AMC） 上腕筋面積（AMA）	レチノール結合たんぱく質（RBP） トランスサイレチン（プレアルブミン） トランスフェリン 窒素バランス（窒素出納）
生化学検査	
クレアチニン身長係数（CHI） 血清アルブミン値 免疫能　免疫グロブリン濃度の低下 　　　　遅延型皮膚過敏反応の減弱 　　　　末梢血総リンパ球数の減少	

●2.3　栄養ケア計画，実施，モニタリング，評価

　栄養スクリーニング，栄養アセスメントを経て，短期および長期目標を示した栄養ケア計画が立てられ，必要エネルギー量，栄養補給経路（経口栄養，経管栄養，静脈栄養）が決定される。病態は常に変化するために，栄養ケアの実施と並行して栄養状態のモニタリングを繰り返し行い，栄養ケア計画を修正することが必要である。栄養ケア計画終了後に，患者の栄養状態が改善されたか，すなわち目標に到達したかの評価が行われる。実際の患者治療は栄養・食事療法のみでなく，薬物療法，手術，リハビリテーション，放射線治療など他の治療法が同時に行われることから，これらの全般的な知識が要求される。治療では，医師，薬剤師，看護師をはじめ理学療法士（physical therapist：PT），作業療法士（occupational therapist：OT），言語聴覚士（speech-language-hearing therapist：ST）などのNSTスタッフとの協働作業が必要であり，管理栄養士はスタッフをまとめる調整役も担う必要がある。

第1部

疾患診断の基礎知識

第1章 問診・診察

第1部 疾患診断の基礎知識

　第1部では，疾患を診断する際に必要な基礎的知識を学ぶことが目的である。
　まず，問診により患者の訴え，症状を聞き取り，身体診察により身体の客観的な異常所見（徴候）を把握する。身体診察では，問診により得られた訴え，症状を裏づける異常所見を見出すことが大切であるが，この時点では見落としを防ぐために，全身の診察を行うことが原則である。バイタルサインは生命維持にかかわる意識，呼吸，心臓などの所見で，全身の症候の中で特に重要であり，最初に確認しなければならない。
　次に，問診，身体診察で得られた症候に関連する検査項目を中心に，臨床検査・画像検査が実施される。臨床検査・画像検査は，より詳細な診断を目的とする場合と，見落としを防ぐためのスクリーニングを目的とする場合がある。

1. 問　診

　問診とは，医療者が患者に質問をすることにより疾患診断の手がかりになる情報を聞き出す診察方法である。典型的な症状や経過をたどる疾患の場合には，詳細な問診のみである程度の診断の見当がつくことがあり，疾患の診断過程において重要な位置を占める。一方，患者は，自分の肉体的・精神的苦痛を医療者に聞いてもらうことにより，気持ちが楽になり，苦痛がある程度軽減する場合がある。このように問診は，治療の要因もあることから**医療面接**ともいわれる。したがって，問診は患者の訴えを十分に聞くことが重要である。
　問診には，**主訴**，**現病歴**，**既往歴**，**家族歴**，**社会歴**（**生活歴**）があり，患者が最も聞いてほしい主訴，現病歴から開始して，既往歴，家族歴，社会歴の順番に聴取する。

● 1.1 主　訴

　患者が医療者に最も訴えたい内容である。症状の場合もあるが，健康診断で指摘された異常値の場合もある。主訴はできるだけ簡潔に1単語とすべきで，前者は胸痛，腹痛，倦怠感などであり，後者は高血糖，高コレステロール血症，たんぱく尿などである。また，症状の場合，医療者が患者の表現を医学用語に無理に変換することにより内容がゆがめられることもあり，患者の表現をそのまま主訴とした方がよい。

● 1.2 現病歴

　患者の訴える主訴について，いつから，どこで，どのように発生したのか，どのくらい持続したのか，患者がこれまで受けてきた治療内容とそれにより主訴がどの

ように推移したのかを詳細に聞くことである。医療者は鑑別診断*を考えながら，患者の訴えない他の症状の有無についても聞く。

● 1.3 既往歴

患者が出生してから現在に至るまでの間に罹患した疾患について，症状，診断名，治療内容，病状の推移を聞くことである。既往歴を聞き，現疾患との関連性を考えることで診断の役に立てる。また，現在治療中の他の疾患の有無，服用薬についても聞く。

● 1.4 家族歴

患者の両親，兄弟姉妹，子どもなど近親者の健康状態を聞くことである。家族歴により，疾患の家族内発生状況，遺伝性，伝染性などが明らかになる。診療録*には図で記載するとわかりやすい。

● 1.5 社会歴（生活歴）

患者の社会的環境，生活環境を聞き，主訴との関連性を考える。社会的環境としては，出生地，生育地，教育歴，職業歴，経済状況などを聞く。生活環境としては，食事，便通，睡眠状況，喫煙歴，飲酒歴，常用薬などを聞く。女性の場合は，月経（初経，閉経），妊娠，分娩などについても聞く。

2. 身体診察

問診に続いて，身体診察を行う。患者の現在の身体状態を現症といい，身体診察は現症を把握するために行う。現症には，全身の身体所見と局所の身体所見があり，局所の身体所見は見落としのないように頭部から下肢まで系統的に診察していく（表1-1-1）。

身体診察には，視診，触診，打診，聴診の4種類の診察方法がある。

（1）視　　診

視診は，患者の身体を視覚的に観察することであり，全身診察としては，体格・栄養状態，体位・姿勢・運動機能，顔貌，皮膚の色・皮疹・腫瘤・浮腫，意識状態などを診る。局所診察としては，胸郭の形，呼吸状態，腹部膨隆，腹壁静脈，四肢の筋・骨・関節などを診る。

（2）触　　診

触診は，手指で患者の身体に触れて診察することであり，全身診察としては，皮膚の腫瘤・リンパ節，脈拍など，局所診察としては，頸部のリンパ節・甲状腺腫，腹部腫瘤，腹部圧痛，肝・脾腫大，腹水の有無，腹部大動脈拍動などを診る。また，直腸・腟の指診を行う。腹部触診は腹壁の緊張を除いた状態で行う。

■鑑別診断
　疾患を診断するにあたり，問診，検査による情報を複数の類似疾患と比較しながら進めること。

■診療録
　一般にカルテとよばれている。医師が診察した患者の記録を一人ひとり個別に，診察の度に記載していく。それぞれの診療録を見れば，個人ごとに病歴を知ることができる。従来は，紙の用紙に記入していたが，現在では，電子カルテが主流となっている。

表 1-1-1 身体診察の項目

全身の身体診察	局所の身体診察
身長・体重	頭　部
体格・栄養状態	顔　面
体位・姿勢・運動機能	顔面全体，眼，耳，鼻
顔　貌	口腔内
意識状態	口腔粘膜，舌，歯，咽頭
全身の皮膚	頸　部
色，皮疹，体毛，浮腫，腫瘤，	リンパ節，甲状腺，血管
リンパ節	胸　部
体　温	胸郭，乳房，心臓，呼吸，背部
脈　拍	腹　部
呼　吸	腹壁，胃，腸，肝臓，胆囊，膵臓，
血　圧	脾臓，腎臓，血管，腹水
	直腸・肛門
	性　器
	四　肢
	神経学的所見

（3）打　　診

打診は，患者の身体を手指でたたき，そのときに生じる音を観察する診察法である．局所診察としては，胸部・背部打診により肺気腫や気胸の場合は鼓音となる．濁音の場合は胸水を疑う．また，胸部打診により心濁音の範囲を知ることができ，肺気腫では心濁音界が縮小する．腹部打診により鼓音を認める場合は腸内ガスの増加を疑う．腹水では波動を感じる．四肢では腱をハンマーでたたき，神経反射の状態を診る．

（4）聴　　診

聴診は，聴診器を用いて診察する．局所診察としては，甲状腺の血管雑音，胸部では心雑音・呼吸音，腹部では腸雑音・血管雑音などを聴取する．

第2章 主な症候

　患者みずからが自覚している異常を**症状**（symptom），または自覚的所見という。一方，患者は異常を自覚していないが医師などの医療従事者がみつける異常を**徴候**（sign）あるいは他覚的所見という。しかし，症状と徴候の関係は曖昧なことが多く，一般に両者を合わせて症候とよんでいる。

1. バイタルサイン（vital sign）

　人が生きている証を示す他覚的所見，すなわち前述の徴候をバイタルサイン（生命徴候）という。生きている証とは，一般に，血圧，脈拍，呼吸，体温および意識状態をいう。

　バイタルサインは，身体診察の基本で，常に最初に観察すべき事項である。特に，救急患者の場合には重要な徴候で，異常が認められれば速やかに処置を開始する。

●1.1 血圧（blood pressure）

　血液が血管壁に及ぼす圧力を血圧といい，通常は動脈の血管内圧を指す。血圧は，**心拍出量**と**末梢血管抵抗**の二大要素により規定され，両者の積により表される。すなわち，心拍出量が増加する，あるいは末梢血管抵抗が増大することにより血圧は上昇する。

　血圧は，大きく**診察室血圧**と診察室以外の血圧に分けられる。さらに，診察室以外の血圧は**家庭血圧**，**自由行動下血圧**に分けられ，特に**仮面高血圧***や**白衣高血圧***の診断に有用である。

　血圧は体位，測定時間や活動状況により影響を受けるため，同じ条件で測定する必要がある。日本高血圧学会のガイドラインでは，診察室血圧測定に関して，水銀血圧計または精度検定された電子血圧計を用いて，安静座位の状態で1～2分の間隔をおいて複数回測定し，そのうちの**安定した値***を示した2回の平均値を血圧値とするとしている。

　血圧は，心臓の収縮が最大のときに最高となるため，これを最大血圧もしくは収縮期血圧といい，心臓の拡張が最大のときに最低となることから，これを最小血圧または拡張期血圧とよぶ。収縮期血圧と拡張期血圧の差を脈圧という。動脈硬化があると収縮期血圧は高くなり，拡

表1-2-1　異なる測定法における高血圧基準　　　　（mmHg）

	収縮期血圧	拡張期血圧
診察室血圧	≧140	≧90
家庭血圧	≧135	≧85
自由行動下血圧		
24時間	≧130	≧80
昼間	≧135	≧85
夜間	≧120	≧70

（高血圧治療ガイドライン2019より）

■仮面高血圧
　診察室血圧（外来で測定した血圧）は正常であり，診察室以外の血圧（家庭血圧，自由行動下血圧）が高血圧状態にあるものをいう。

■白衣高血圧
　仮面高血圧とは逆に，診察室で測定した血圧が常に高血圧で，診察室以外の血圧は正常である状態をいう。

■安定した値
　目安として，複数回測定した測定値の差が，およそ5mmHg未満の近似した値をいう。

張期血圧は低くなるため脈圧は大きくなる。診察室血圧で，収縮期血圧140 mmHgかつ/または拡張期血圧90 mmHg以上を高血圧としている（表1-2-1）。

● 1.2　脈拍（pulse）

心臓の拍動により生じる動脈の拍動をいう。測定者は，被検者の手掌を上に向け，左右の橈骨動脈（手首の内側（手のひら側）で親指側にある動脈）を第2，第3，第4指の3本の指先で同時に触れて，拍動数やそのリズムを診る。同時に血管壁の性状に注意し，血管壁を固く触れたり，血管が蛇行するようであれば動脈硬化があると考えられる。1分間の拍動の数を脈拍数といい，健常成人では60〜80回/分である。60回/分以下を**徐脈**，100回/分を超す脈拍を**頻脈**という。ただし，乳幼児の脈拍数は約120回/分と多く，一方，高齢者やスポーツマンでは，50回/分くらいに低下していることも少なくない。

また，脈拍の間隔をリズムといい，一定のリズムにある脈拍を**整脈**，リズムの間隔が一定でないものを**不整脈**という。しかし，リズムが一定であっても，徐脈や頻脈も不整脈に含めることがある（広義の不整脈）。

● 1.3　呼吸（respiration）

バイタルサインでいう呼吸は，胸郭の運動により，空気が肺内に出入りする外呼吸を指す。健常成人の呼吸には2つの型がある。ひとつは，呼吸運動が主に肋間筋によって行われる**胸式呼吸**と，主に横隔膜の上下によって呼吸が営まれる**腹式呼吸**である。

健常成人の呼吸数は，1分間に14〜20回で呼吸の深さやリズムは一定であるが，呼吸数は年齢によって異なり，新生児では40〜60回/分と多く，年齢とともに減少していく。心不全，肺炎などで呼吸数が増加する場合を頻呼吸，頭蓋内圧の亢進などにより呼吸数が少なくなる場合は徐呼吸という。特徴的な呼吸として，重症心疾患や腎疾患にみられる**チェーン・ストークス呼吸***，尿毒症や糖尿病性昏睡にみられる**クスマウル大呼吸***，あるいは瀕死状態の患者にみられる**下顎呼吸***などがある。

● 1.4　体温（body temperature）

体温中枢によりセットされた体腔内の温度（体腔温）である。体内での熱産生と熱放散のバランスにより，通常は37℃前後に保たれている。一般には，体温計による検温法が用いられ，その方法には**口内検温法**（体温計を舌下に入れ測定），**腋窩検温法**（脇の下）あるいは**直腸検温法**（直腸内）がある。わが国では，腋窩検温法が広く用いられている。体温は，環境温度の影響を受けるため，測定部位により若干ではあるが測定温度に差があり，環境温度の影響を受けにくい直腸での温度（直腸温）が，ほぼ体腔温に近い値を示す。口腔温は直腸温よりも0.2〜0.5℃低く，腋

■**チェーン・ストークス呼吸（Cheyne-Stokes respiration）**
呼吸と無呼吸が交互に繰り返される呼吸様式である。無呼吸の時間は，数秒〜十数秒のことが多いが1分以上持続することもある。

■**クスマウル大呼吸（Kussmaul respiration）**
異常に深く，大きくゆっくりと持続する呼吸をいう。糖尿病性ケトアシドーシスや尿毒症にみられる。アシドーシスを補正するための代償性呼吸である。

■**下顎呼吸**
死期の迫った患者が，呼吸筋を十分に機能させることができないため，少しでも多くの空気を吸おうと，気道を広げるように下顎を上下に揺らしながら行う呼吸をいう。

窩温は口腔温よりもさらに0.1〜0.5℃ほど低い。

また，体温には日内変動がみられ，深夜午前2時〜4時に最も下降し，以降徐々に上昇し午後2時〜6時に最高となり，再び下降し始める。また，女性は月経の影響を受け，排卵後の黄体期は卵胞期よりも0.3〜0.5℃高い。

●1.5 意識 (consciousness)

注意力，認知力，思考力，判断力などの精神活動の状態，痛み，光，音などの刺激に対する反応など，すべてを含めたものを意識という。意識がしっかりしている状態を意識清明，意識に異常がある状態を意識障害という。わが国では，意識レベルの評価にJapan Coma Scale（JCS）の**3-3-9度方式**＊が用いられることが多い（表1-2-2）。

表1-2-2 意識障害の評価（Japan Coma Scale）

Ⅰ. 刺激しなくても覚醒している状態	
1	意識清明とはいえない
2	見当識＊障害がある
3	自分の名前，生年月日が言えない
Ⅱ. 刺激すると覚醒する状態（刺激をやめると眠り込む）	
10	普通の呼びかけで容易に開眼する
20	大きな声または体を揺さぶることにより開眼する
30	痛み刺激を加えつつ呼びかけを繰り返すと，かろうじて開眼する
Ⅲ. 刺激しても覚醒しない状態	
100	痛み刺激に対し，払いのけるような動作をする
200	痛み刺激で少し手足を動かしたり，顔をしかめる
300	痛み刺激に反応しない

■ 3-3-9度方式
最初に，覚醒しているⅠ群，刺激すると覚醒するⅡ群および刺激しても覚醒しないⅢ群に分け，さらに各群をそれぞれ3群に分けることから3-3-9度方式とよばれる。

■ 見当識
日時，場所，現在自分が置かれている状況を正しく理解できる能力をいう。例えば，「今日は，何月何日である」と正しく言うことができる，など。

2. 全身症状

●2.1 発熱 (fever)

体温が生理的変動の範囲内にあるものを平熱，それを超えて上昇した状態を発熱という。一般に，腋窩温で37℃以上ある場合を発熱というが，37.0〜37.9℃を微熱，39.0℃以上の発熱を高熱という。

疾患の中には特徴的な発熱パターン（熱型）を示すものがあり，診断の助けになることも多い。例えば，1.0℃以内の日内変動で持続する高熱を稽留熱といい，腸チフスや大葉性肺炎でみられる。また，日内変動が1.0℃以上あるが平熱にまでは下がらない発熱は弛張熱といい，種々の化膿性疾患やウイルス性感染において認められる。あるいは，無熱期と有熱期が一定の間隔を置いて交代するものを周期熱といい，マラリア（三日熱，四日熱）に特徴的である。

●2.2 全身倦怠感 (general fatigue)

気分がすぐれない，だるい，気力がない，といった精神的，肉体的疲労感をいう。健常者においても，精神的，肉体的疲労が残るような作業を行えば，全身倦怠感を訴えるが，健常者の場合は休息により容易に回復する。一方，疲労を感じるほどの作業をしていない場合の全身倦怠感や十分な休養によっても回復しない全身倦怠感は病的で，患者の多くに認められる。

●2.3 体重減少 (weight loss)・体重増加 (weight gain)

エネルギー摂取量とエネルギー消費量のバランスが正に傾くと体重増加が生じ，負に傾けば体重減少が生じる。一方，肥満は体脂肪が過剰に蓄積した状態をいい，過体重は必ずしも肥満とは一致しない。しかし，現実には脂肪量のみを正確に測定する簡便な方法がないため，日本肥満学会では，**BMI (body mass index)** = 体重 (kg) /身長 (m)^2 を用いて，BMI ≧ 25.0 kg/m^2 を肥満，BMI < 18.5 kg/m^2 をやせと定義している。BMI = 22 kg/m^2 が最も疾病合併率が低い（図1-2-1）ことから，**標準体重**は身長 (m)^2 × 22 から算出される。

体重の増減は，体内の水分量とも深く関連するため，判定にあたっては浮腫や脱水の有無を確認しておく必要がある。

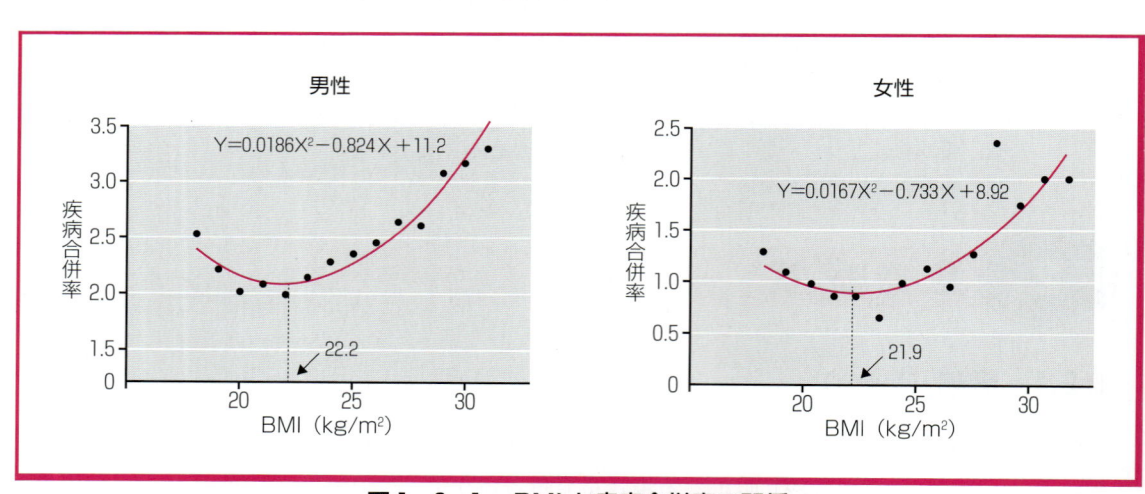

男性: $Y = 0.0186X^2 - 0.824X + 11.2$ （22.2）

女性: $Y = 0.0167X^2 - 0.733X + 8.92$ （21.9）

図1-2-1　BMIと疾病合併率の関係
（松澤佑次ほか：肥満研究，2000；6 (1)：18-28 より）

●2.4 ショック (shock)

全身の循環障害により，臓器や組織の機能障害が生じた状態をいう。
ショックの病態は，大きく以下の4つに分類される。①大出血，熱傷あるいは大量の下痢などによる急性脱水が原因の**循環血液量減少性ショック**，②心不全，心筋梗塞や不整脈による心臓のポンプ機能の失調が原因の**心原性ショック**，③激痛など

により末梢血管抵抗が低下することが原因の**神経原性ショック**（血管原性ショック）および，④**敗血症***などでみられる末梢血管抵抗の低下と心拍出量の増加による初期には皮膚温が温かく感じられる**細菌性ショック**（敗血症ショック）である。

いずれのショックにおいても血圧低下が認められる（多くの場合，収縮期血圧が 80 mmHg 以下）。その他にも，冷汗，乏尿，呼吸困難，意識障害などがみられる。神経原性ショックは自然回復することも少なくないが，それ以外は，早期に呼吸と循環動態の管理など適切な処置が施されないと不可逆的な**多臓器不全**が生じ，死に至る。

■敗血症
さまざまな臓器の感染巣から細菌が血中に入り（菌血症），新たに転移性の感染巣をつくる重篤な細菌感染症である。しばしば，ショック状態に陥る。

●2.5　意識障害 (consciousness disturbance)

自己を正しく認識し，周囲に対して適切に反応できなくなった状態を意識障害という。意識障害の判定は Japan Coma Scale の 3－3－9 度方式が用いられる。

また，意識障害には，覚醒レベル（意識の明るさ，ともいう）の低下と意識内容の障害がある。覚醒レベルの低下は，程度の軽い順から，傾眠，昏迷，昏睡に分けられる（表1-2-3）。一方，意識内容の障害には，注意力，**記銘力***，見当識が低下した状態の錯乱と，錯乱状態に，興奮，幻覚，妄想が加わった，せん妄とがある。

■記銘力
新しい出来事を記憶しておく能力をいう。

表1-2-3　覚醒レベルによる意識障害の分類

	覚醒レベル
傾眠	刺激により容易に覚醒し適切な反応を示すが，刺激がなくなると，うとうとして，眠りに陥る状態
昏迷	強い刺激に反応し自発運動があり，簡単な命令に従うことができるが，すぐに眠ってしまう状態
昏睡	半昏睡は，強い痛み刺激や反復刺激を加えると逃避反応を示す。昏睡は，完全に意識を消失した状態で，強い刺激を与えても反応しない

●2.6　不穏 (restlessness)

持続する強度の不安，恐怖あるいは緊張のために，落ち着きがなくなり穏やかでない状態をいう。精神疾患でみられることが多いが，強い前胸部痛を伴う心筋梗塞患者や呼吸不全患者が呼吸困難を伴うときなどにみられることがある。

●2.7　痙攣 (convulsion)

全身あるいは筋肉の一部が発作的に不随意に収縮する状態をいう。痙攣には，全身の筋肉が同時に収縮し，特に伸筋の張力が優位になるため，体を引っ張ってのけぞるような体勢を取る**強直性痙攣**と筋肉が収縮と弛緩を繰り返す**間代性痙攣**がある。

さらに，痙攣には中枢神経細胞の過剰な興奮によるものと末梢神経の興奮によるものがある。前者は，脳血管障害や脳腫瘍，糖尿病などの代謝疾患，低酸素血症な

どでみられる。後者には、顔面神経の痙攣（顔面痙攣）や、痛みを伴う骨格筋の痙攣（こむら返り）が含まれる。また、発熱に伴って痙攣発作を生じるものを**熱性痙攣**といい、幼児期・学童期にしばしばみられる。

●2.8　めまい (vertigo, dizziness)

めまいには、内耳、前庭神経および小脳の障害により生じる**末梢性めまい**と、これらより高位の神経系の障害による**中枢性めまい**がある。末梢性めまいでは、「外界がぐるぐる回る」「自分が回転している」「床が傾く」などといった運動性の訴えが主体で、悪心・嘔吐、頭痛を伴うことが多い**真性めまい**（vertigo）を呈する。一方、中枢性めまいでは「ふらふらする」「立ちくらみ」など身体の不安定感、宙に浮いた感じを訴える**仮性めまい**（dizziness）を呈する。真性めまいの代表的なものには、**メニエール（Meniere）病***、良性発作性頭位めまいや突発性難聴など耳疾患によるものがあげられる。また、仮性めまいは、脳梗塞、起立性低血圧、貧血などでみられる。

●2.9　脱水 (dehydration)

体内に存在する液体を体液といい、成人男子では体重の約60％、女子では約50％である。体液は、細胞内と細胞外に存在し、それぞれ**細胞内液**、**細胞外液**という。さらに、細胞外液は血管内あるいはリンパ管内に存在する**脈管液**と組織間隙に存在する**組織液**および**体腔液***に区別される。そのうち細胞外液量が減少した状態を脱水という。脱水には、主に水分が不足するもの、主に塩分（ナトリウム）が不足するもの、両者がともに不足するものがあり、これらは、それぞれ血漿浸透圧の上昇を伴う**高張性脱水**、浸透圧は変化しない**等張性脱水**、浸透圧が低下する**低張性脱水**の3タイプに分かれる（表1-2-4）。いずれの脱水症も皮膚や粘膜の乾燥、血圧の低下、頻脈がみられる。

（1）高張性脱水

水欠乏性脱水ともいい、ナトリウム（Na）の喪失に比べ水分の喪失が大きい場合に生じる。細胞外液中の主に水分が減少するため、Na濃度は上昇し、血漿浸透圧が上昇する。細胞内液と細胞外液の浸透圧差により、水分が細胞内から細胞外に移動するため、細胞内液量の減少を伴う。

大量の発汗、下痢、発熱、飲水不能な状態（認知症、摂食・嚥下障害など）・状況

■メニエール病
内耳障害により発作的に回転性のめまい（真性めまい）を起こす。耳鳴、難聴を伴うこともある。原因は明らかではないが、ストレスあるいは水分や塩分の摂りすぎなども原因と考えられている。

■体腔液
胸腔、腹腔、心嚢腔、脳脊髄腔内あるいは関節腔内に存在する液体で、体液全体に占める割合は1～1.5％である。

表1-2-4　脱水のタイプと体液量および血漿浸透圧の関係

	高張性脱水	等張性脱水	低張性脱水
細胞外液量	減　少	減　少	減　少
細胞内液量	減　少	不　変	増　加
血漿浸透圧	上　昇	不　変	低　下

（砂漠や海上での遭難など）や糖尿病，尿崩症，急性腎不全の利尿期など腎臓からの水分の過剰喪失により生じる。口渇が強く，飲水や水分の輸液により改善する。

（2）等張性脱水

水分と Na が同じ割合で減少する脱水である。細胞外液は減少するが，細胞外液と細胞内液の浸透圧は等張（浸透圧には差がない）なため，細胞内外での水分の移行は生じにくく，細胞内液量は変化しない。

出血や利尿剤使用時に生じることがある。特に，高齢者では体液量が少なく，利尿剤投与により等張性脱水に陥りやすいため注意が必要である。水分と Na を同時に補給することにより改善する。

（3）低張性脱水

水分の喪失に比べ Na の喪失が大きい，いわゆる Na 欠乏性脱水である。下痢や嘔吐，大量の発汗などで体液が喪失しているところに，水分のみが補給された場合に生じる脱水である。多量の Na が喪失し，水分のみが補給されると細胞外液は薄められ浸透圧が低下する（低張となる）ため，細胞内液の浸透圧が細胞外液の浸透圧よりも高くなり，水分が細胞外から細胞内に移行して細胞内液は増加する。

治療では，水分とともに失われた電解質を適切に補給する。

●2.10　浮腫（edema）

浮腫は，皮下の組織間隙に細胞外液である組織液が増加した状態で，いわゆる，むくみを生じた状態である。目に見えてわかる浮腫を顕在性浮腫，そうでない場合を潜在性浮腫という。また，体腔内に細胞外液が過剰に貯留した場合は浮腫とはいわず，例えば，胸腔に体液が貯留した場合は胸水，腹腔に貯留した場合は腹水という。

組織間隙の体液貯留が，体重の 10％以上になると，指先で圧迫して圧痕（pitting）を生じる。脛骨前面，足背など，皮膚の下に骨がすぐに存在する場所で圧

表1-2-5　浮腫のメカニズムと代表的疾患

浮腫のメカニズム	代表的な疾患・病態
血漿膠質浸透圧の低下	（低アルブミン血症をきたす疾患・病態） ・肝硬変 ・ネフローゼ症候群 ・たんぱく漏出性胃腸症 ・栄養失調，など
毛細血管圧の上昇	・うっ血性心不全 ・急性糸球体腎炎，など
毛細血管透過性亢進	・炎症 ・アレルギー，など
リンパ液のうっ滞	・悪性腫瘍のリンパ管への浸潤 ・リンパ節切除（リンパ節郭清），など

痕を観察しやすい。長期間横になっている場合（いわゆる，寝たきりに近い状態）は，重力の影響により背部にも浮腫がみられやすい。

浮腫には限局性のものと非限局性のものがある。限局性のものには，炎症やリンパ管の循環障害があり，非限局性のものは，心疾患，腎疾患や肝疾患などでみられることが多い。発生メカニズムは，単一ではなく複数の要因が複雑に絡み合っている（表1-2-5）。

3. その他の症状・病態

●3.1 チアノーゼ (cyanosis)

血液中の酸素濃度が低下して，皮膚や粘膜が青紫色〜暗赤色になった状態をいう。皮膚毛細血管内の**還元ヘモグロビン***量が，5 g/dL 以上に増加した場合に生じ，心不全や重症の呼吸機能障害でみられる。チアノーゼは，口唇，耳朶，頬，手足の先端および爪でみられやすい。

健常者においても，静脈血中には還元ヘモグロビンが約3.5％存在していることから，血中ヘモグロビン濃度が高い赤血球増多症ではチアノーゼを生じやすく，血中ヘモグロビン濃度が低い貧血ではチアノーゼは出現しにくい。

■還元ヘモグロビン
ヘモグロビンは酸素分子を可逆的に結合する。酸素分子を放出した状態のヘモグロビンを還元ヘモグロビンといい，酸素分子を結合したヘモグロビンを酸化ヘモグロビンという。

●3.2 黄疸 (jaundice, icterus)

胆汁色素である**ビリルビン**が血液中に増加し，全身の皮膚，粘膜が黄染した状態を黄疸という。健常者の血清総ビリルビン濃度は 1.0 mg/dL 以下であるが，血清総ビリルビン濃度が 2.0 mg/dL 以上になると，**眼球結膜**，皮膚，口腔粘膜の黄染が肉眼的に確認できるようになる（顕性黄疸）。一方，血清総ビリルビン濃度が，1.0〜2.0 mg/dL では肉眼的に黄疸とを認めることは難しい（不顕性黄疸）。

ビリルビンは，ヘモグロビンやミオグロビンの構成成分である**ヘム***の最終産物であるが，実際には，ビリルビンの80％以上は脾臓において破壊された赤血球中のヘモグロビンから生成される。脾臓で生成されたビリルビンは水に溶けにくい**間接ビリルビン**（非抱合型ビリルビン）のため，血清中ではアルブミンと結合して肝臓に運ばれ，肝臓において**グルクロン酸抱合**を受け，水に溶けやすい**直接ビリルビン**（抱合型ビリルビン）となる。直接ビリルビンは，胆汁中に排泄され十二指腸乳頭（Vater乳頭：ファーター乳頭）から十二指腸腔内に達する。その後，ビリルビンは腸内細菌により還元され，**ウロビリノゲン**となり，一部は腸管から吸収され，大部分は糞便とともに体外に排泄される。ビリルビンは，このような生成〜排泄過程を経ていることから，血液中に増加しているビリルビンが，主に直接ビリルビンか，間接ビリルビンかにより黄疸の原因を推測することができる（図1-2-2）。

■ヘム
2価の鉄原子とポルフィリンが結合してできた分子。

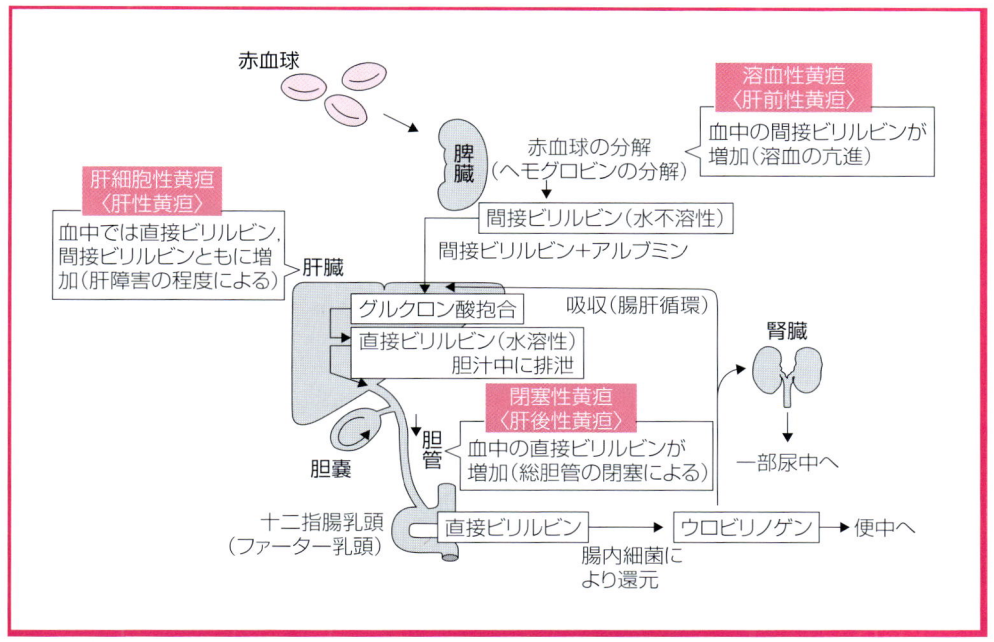

図1-2-2　ビリルビンの生成と黄疸発現のメカニズム

（中村丁次ほか編：臨床栄養学-基礎．医療薬出版，2013より）

●3.3　発疹（eruption）

　皮膚（図1-2-3）にみられる肉眼的変化を発疹という。発疹は大きく，①皮膚の色調変化を主体とするもの（紅斑，紫斑，白斑，色素斑）。②皮膚表面の一部が隆起したもの（膨疹，丘疹，結節，水疱，膿疱）。③表皮剥離，皮膚表面が欠損したもの（びらん，潰瘍，鱗屑，痂皮）に分けられる（表1-2-6）。

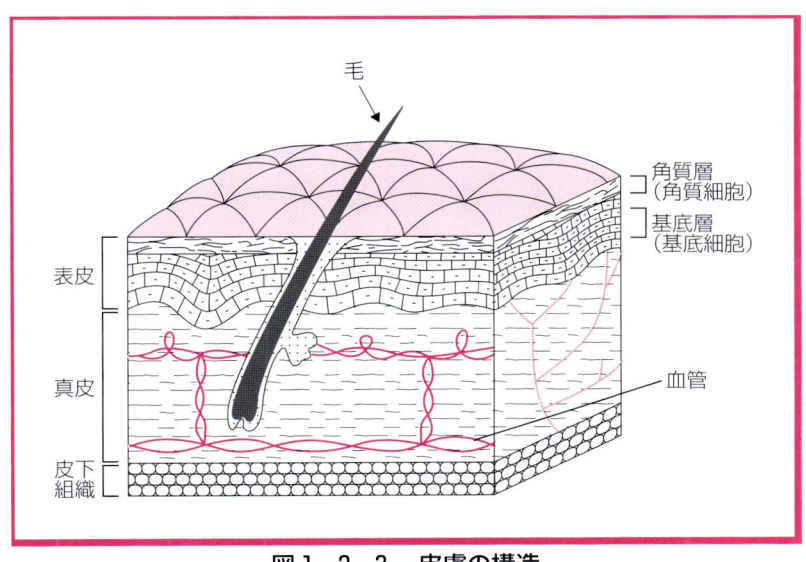

図1-2-3　皮膚の構造

表1-2-6　代表的な発疹と特徴

① 皮膚の色調変化を主体とするもの	
紅斑	赤色の斑。真皮内の血管の充血や拡張による。ガラス圧法*で退色する
紫斑	赤紫色の斑。真皮内の出血による。ガラス圧法で退色しない
白斑	皮膚の一部において、メラニン色素が減少または消失することによりできる白い斑
色素斑	黒色、褐色、黄色、そのほか種々の色調変化を呈したもの
② 皮膚表面の一部が隆起したもの	
膨疹	皮膚の限局性の浮腫性隆起。蕁麻疹が代表であり、かゆみを伴うことが多い
丘疹	皮膚表面が隆起したもので、グリンピース大（直径10 mm）以下のもの
結節	丘疹の大きなもの。グリンピース大（直径10 mm）より大きなもの
水疱	皮膚表面の隆起の内容物が、無色透明の液体であるもの
膿疱	水疱の内容物が膿汁のもの
③ 表皮剥離、皮膚表面が欠損したもの	
びらん	表皮までの深さで、真皮には達しない皮膚の欠損
潰瘍	真皮に及ぶ、あるいは、真皮よりも深くに及ぶ皮膚の欠損
鱗屑	角化*した角片が剥離したもの
痂皮	びらんや潰瘍などで欠損した皮膚の表面を覆うもののことで、漿液、膿汁、壊死組織などが乾燥、固形化したもの

■ガラス圧法
ガラスによって皮膚を圧迫する検査で、主に紅斑と紫斑を識別するために用いられる。

■角化
基底細胞が角質細胞（図1-2-3）に分化すること。角質細胞は、物理的刺激、化学的刺激に対して強靭で、生体防御の役割を演じる。表皮細胞の特徴である。

●3.4　喀血 (hemoptysis)・血痰 (hemosputum, bloody sputum)

呼吸器系から出血した血液を、咳とともに比較的大量に口から喀出することを喀血、血液の混じった痰を血痰という。肺結核、気管支拡張症、肺がん、気管支・肺の外傷や異物など、呼吸器系の疾患時に認められる。診断の際には、消化管からの出血である吐血（p.24参照）との鑑別が重要となる。

●3.5　頭痛 (headache)

頭部に感じる痛みを総称して頭痛という。原因はさまざまであるが、日常的に最もよくみられる頭痛は、ストレスや疲れからくるもので、いわゆる頭痛である。一方、脳腫瘍、くも膜下出血などの頭蓋内の器質的疾患にみられる頭痛は、生命に危険が及ぶケースも多いため注意が必要である。そのほか、眼、鼻、耳などに疾患が存在する場合にも頭痛を訴えることが少なくない。痛みを繰り返す頭痛には、**片頭痛**、**緊張性頭痛**あるいは**群発性頭痛**がある。

●3.6 運動麻痺 (motor paralysis, motor paresis)

運動麻痺は，大脳の運動中枢から末梢の筋繊維までのいずれかに障害があり，随意的な運動ができない状態をいう。運動麻痺には，関節運動がまったくみられない完全麻痺（paralysis）と，筋力低下はあるが関節運動は残っている不完全麻痺（paresis）がある。

また，麻痺の部位によっては，以下のように分けられる（図1-2-4）。上下肢のうち，一肢のみが麻痺している場合を単麻痺（monoplegia）といい，単一の末梢神経の障害により生じることが多い。身体の一側の上下肢にみられる運動麻痺を片麻痺（hemiplegia）という。障害部位は，大脳の内包付近が多く，原因のほとんどは脳血管障害である。内包の障害では，障害部位と反対側の顔面，上下肢に麻痺が生じる。両下肢の麻痺を対麻痺（paraplegia）といい，脊髄障害によるものが多い。四肢すべての運動麻痺をきたす場合を四肢麻痺（tetraplegia）といい，障害部位は，大脳，脳幹，脊髄，末梢神経あるいは筋肉のいずれの障害でも生じうる。

単麻痺	片麻痺	対麻痺	四肢麻痺
筋萎縮なしは大脳皮質の障害，筋萎縮ありは脊髄や末梢神経の障害によるものが多い。	大脳の内包付近の障害によるものが多い。	脊髄障害によるものが多い。	頸髄障害によるものが多い。

▨：麻痺の部位を示す。

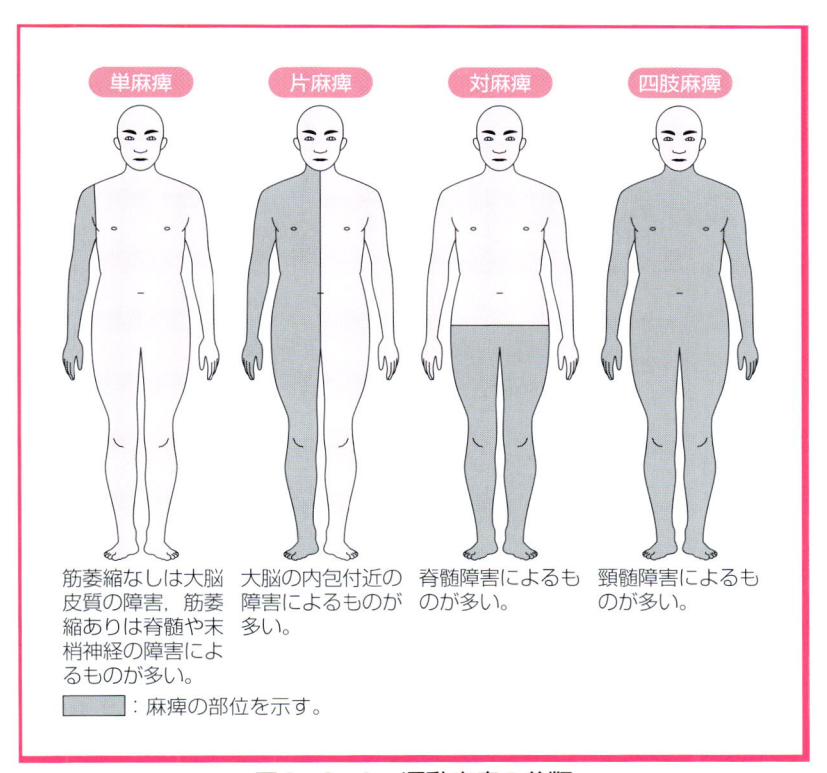

図1-2-4　運動麻痺の分類
（加藤昌彦・近藤和雄ほか：サクセス管理栄養士講座　人体の構造と機能及び疾病の成り立ちⅡ，第一出版，2013より）

●3.7 腹痛 (abdominal pain)

腹部の痛みを腹痛という。痛みの部位，痛みの性状，痛みの起こり方は疾患の診断のために重要である。痛みの場所を具体的に表現し共有化するために，腹部をいくつかに区分して名称がつけられている。しかし，この区分には厳密な境界が存在するわけではないので，おおよその位置を表現していると考えておくほうがよい。図1-2-5に比較的よく用いられる腹部の区分を示した。右季肋部痛を訴える場合は胆石発作，右下腹部痛は急性虫垂炎，心窩部痛は胃潰瘍でみられることから，腹痛の場所が診断の助けとなることも少なくない。

痛みの性状は，腹膜刺激症状がある場合には持続性の痛みを訴えることが多く，発作性に間欠的に痛みが生じる場合は，胆管や腸管の平滑筋の収縮による痛みが考えられる。

痛みの起こり方をみると，胆石発作や急性膵炎の痛みは，脂肪食摂取により誘発されることが多い。腹痛とともに全身状態が悪化するような場合は，外傷性肝臓破裂，胃・十二指腸穿孔，絞扼性イレウスなどの**急性腹症***を見落としてはならない。

一方，腹部臓器以外の異常でも腹痛を訴えることがある。急性心筋梗塞，心嚢炎や解離性大動脈瘤などの心血管疾患，肺炎や胸膜炎などの呼吸器疾患も腹痛を訴える場合が少なくない。また，泌尿器科疾患（膀胱炎，尿管結石，副睾丸炎など）や婦人科疾患（卵巣炎，子宮外妊娠など）でも腹痛を訴える。

■急性腹症
　急激な腹痛を主症状として発症し，緊急に手術を行う必要がある疾患を急性腹症という。

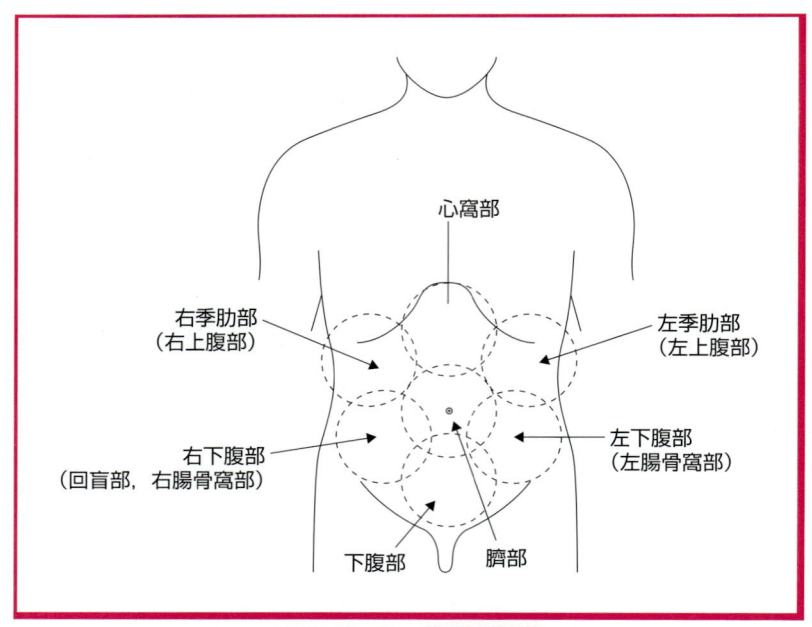

図1-2-5　腹部の区分

●3.8 悪心 (nausea)・嘔吐 (vomiting)

　嘔吐は，胃の内容物を口から強制的に吐き出すことをいい，悪心は嘔吐したいという切迫した不快な気分のことで，いわゆる吐き気のことである。

　悪心・嘔吐は，胃や腸などの消化器疾患では主に迷走神経を介して，延髄にある嘔吐中枢が刺激されることにより生じる。その他にも脳出血，薬物中毒，心因性に悪心・嘔吐は引き起こされる。また，嘔吐中枢近くには自律神経中枢が存在しているため，悪心・嘔吐時には，顔面が蒼白となり，めまい，発汗，低血圧や徐脈などの自律神経症状を伴うことが多い。

　原因として最も多いのは消化器疾患であるが，心臓疾患，腎臓疾患や代謝性疾患でもみられる。小児では急性感染症でみられることも多い（表1-2-7）。

表1-2-7　悪心・嘔吐をきたす疾患・病態

分類	代表的な原因疾患
消化器疾患	感染性胃腸炎（胃腸かぜ），胃・十二指腸潰瘍，腸閉塞，急性肝炎，胆嚢炎・胆管炎，など
代謝疾患	副甲状腺機能低下症，妊娠高血圧症候群，など
心疾患	心不全，（ジギタリス中毒）
腎疾患	尿毒症
神経・精神疾患	髄膜炎，めまい，神経症，アルコール中毒，など

●3.9 嚥下困難 (dysphagia)

　摂食・嚥下とは，食物を認識し，口腔内に取り込み，咽頭，食道を通過させて胃の中に食物（食塊*）を送り込む一連の作業である。この流れは，5段階からなる。

① 先行期 （認知期）

　何をどう食べるかを判断する過程である。目の前にあるものが，食べ物であるかどうか，食べられるかどうか，の判断が最初に必要となるため，認知症患者や意識障害のある患者は，この過程が障害される。

② 準備期 （咀嚼期）

　食物を口の中に運び，咀嚼して食塊を形成する過程である。口への取り込みは，口唇と歯によって行われる。口腔内に取り込まれた食物は，舌と歯を使って咀嚼され，唾液と混ぜられ食塊が形成される。咀嚼と食塊形成がうまくできないと，食物は口の中でバラバラになり，咽頭への送り込みができなくなる。

③ 口腔期 （嚥下第1相）

　この段階以降の3相が嚥下である（図1-2-6）。したがって，口腔期は嚥下第1相であり，舌を使って自らの意志で食塊を咽頭に送り込む随意運動である。舌の運動が悪いと食塊を咽頭に送り込むことが困難となる。

■食塊
　食物は，口の中で咀嚼運動が繰り返されるうちに細分され，唾液と混合して飲み込みやすい形に整えられる。これを食塊という。

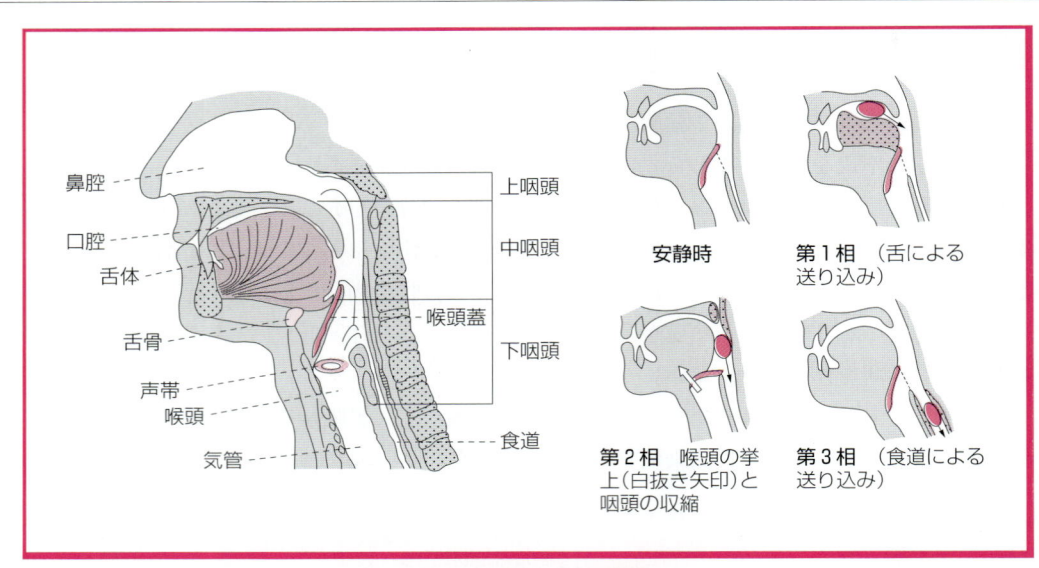

図1-2-6　嚥下運動
（鈴木博・中村丁次編著：管理栄養士講座 改訂臨床栄養学Ⅱ，p.282，建帛社，2012より）

④ **咽頭期**（嚥下第2相）

　食塊が咽頭に送り込まれると，喉頭が挙上して嚥下反射（不随意運動）が起こり，食塊は咽頭を通過し食道に送り込まれる。この時，食塊が鼻腔に逆流しないように軟口蓋が挙上して鼻腔の出口を塞ぎ，さらに，食塊が気管に入らないように喉頭蓋が反転して気道の入口を閉鎖する。食塊が咽頭に達しても嚥下反射が誘発されない，誘発されても反射が不完全である，あるいは食道入口部が開かないと嚥下がスムーズにできず，誤嚥のリスクが高くなる。

⑤ **食道期**（嚥下第3相）

　食塊が，食道入口部を通過すると食道の蠕動運動（不随意運動）により，食塊は胃へと運ばれる。脳血管障害，食道疾患（食道がん，逆流性食道炎，アカラシアなど），膠原病（強皮症など），加齢による蠕動障害などでは，食道の通過障害が認められる。

●3.10　食欲不振（anorexia）

　食欲とは，何か食物を食べたいという欲求であり，視床下部外側野にある**摂食中枢**と視床下部腹内側核にある**満腹中枢**の2つの食欲中枢により制御されている（動物実験では確認されている）。摂食中枢が刺激されると食欲が生じ，満腹中枢が刺激されると食欲は抑制される。また，食欲は，視覚，味覚，嗅覚などの感覚情報，嗜好，精神・心理状態など複数の要因の影響を受けており個人差も大きい。

　食欲不振の原因として最も多いのは，急性胃炎，胃・十二指腸潰瘍，肝・胆・膵臓疾患などの消化器疾患である。内分泌疾患では，甲状腺機能低下症や副腎皮質機能低下症（アジソン（Addison）病）がよく知られている。感染症など発熱性疾患，

慢性閉塞性肺疾患やうっ血性心不全で内臓にうっ血をきたした場合も食欲不振がみられる。また，精神・心因的要因でも食欲不振はみられる。代表的な疾患に，若い女性に多くみられる**神経性食欲不振症**がある。

●3.11 便秘 (constipation)

　排便回数は個人差が大きく，便秘を厳密に定義することは難しいため，個人の排便習慣よりも排便回数が減少した状態を便秘と定義することが多い。一般的な日本人の食事内容を考えると，口から摂取された食物は，通常4～15時間で大腸に達し，24～72時間後には排便されることから，4日以上排便がない場合を便秘と考えてもよい。訴えとしては，便の回数が少ない，便の量が少ない，便が固く排便しにくい，などがある。

　便秘は，大きく**器質性便秘**と**機能性便秘**に分けられ，さらに機能性便秘は，**弛緩性便秘**，**直腸性便秘**と**痙攣性便秘**に分けられる（表1-2-8）。器質性便秘は，腫瘍，炎症や癒着による腸管内腔の狭窄・閉塞，あるいは腸管外からの圧迫，腸管の形態異常により腸管内容物の通過が障害されるもので，イレウスに進展する可能性が高い。一方，高齢者，多産婦，糖尿病や甲状腺機能低下症などの内分泌疾患などでは機能性便秘をきたす。

　便秘が続くと，腹部膨満，腹痛，食欲不振などをきたし，栄養状態の悪化にもつながる。

表1-2-8　便秘の分類

	機能性便秘			器質性便秘
	弛緩性便秘	痙攣性便秘	直腸性便秘（習慣性便秘）	
原因	・腸管壁の筋緊張低下，蠕動運動の減少 ・排便時の不十分な腹圧（腹筋や腸筋力の衰え，など）	・副交感神経の過緊張	・排便反射の脆弱，直腸内圧受容体の鈍麻や排便痛 ・度重なる排便刺激の無視	・腫瘍，炎症などによる腸管の器質的狭窄，閉塞 ・先天的な形態異常
治療	・食物繊維の摂取 ・適度な運動 ・食前の水分摂取 ・冷水，牛乳などによる腸管の刺激	・腸運動調整剤と抗不安薬の併用 ・刺激物，暴飲暴食，濃い味付けを控える ・規則正しい生活リズム	・規則的な排便習慣 ・便意を我慢しない	・原因疾患の治療
備考	・高齢者，多産婦に多い	・心因性によるもの ・過敏性腸症候群にみられる便秘	・下剤・浣腸の乱用 ・痔核による排便痛などが原因	・大腸がん・ポリープなどが原因 ・イレウスへ移行

● 3.12　下痢 (diarrhea)

　水分量が増加した便を排泄する状態を下痢という。日本人の1日の糞便量は，150g程度で，水分は60〜80%を占める。しかし，糞便中の水分量が80%を超えてくると軟便から泥状便，90%以上では水様便となり，これらを一般に下痢とよんでいる。したがって，排便回数にかかわらず（排便回数が1回であっても）水分量の多い便を排泄する場合は下痢という。通常，下痢では便通回数が2,3回〜数十回と多くなる。

　下痢には，**急性下痢**と**慢性下痢**がある。急性下痢は急激に発症し，持続期間は1〜2週間で，3週間以上持続するものは慢性下痢である。

　下痢の原因は，①腸管運動の亢進，②水分吸収機構の障害，③炎症などによる腸液の分泌亢進，あるいは④下剤の服用，または下剤によく似た成分物質を大量摂取した場合が考えられる。治療は，下痢をきたしている原因の除去と水分・電解質の補給といった対症療法である。感染性下痢には抗菌薬が用いられる。

● 3.13　吐血 (hematemesis)

■ **トライツ靭帯 (Treitz ligament)**
　十二指腸と空腸の境界部（胃から肛門側に向かって約20〜25cm奥）にあり，十二指腸を後腹壁に固定している靭帯をトライツ靭帯とよぶ。

　消化管からの出血のうち，十二指腸（一般的には，**トライツ靭帯***）よりも口側の消化管から出血した場合には口からその血液が排出されることがある。これを吐血という。胃酸により血液中のヘモグロビンは**塩酸ヘマチン**に変化し，時間の経過とともに暗赤色から黒褐色へと変化するため，ある程度，胃内に存在した血液を吐血すると，黒褐色のコーヒー残渣様と表現される血液を排出することになる。真っ赤な新鮮血を排出する場合は出血量が大量の場合，もしくは呼吸器系からの出血（これを喀血という）を疑う。吐血は，食道がん，食道静脈瘤破裂，胃がん，胃・十二指腸潰瘍などでみられることが多い。

● 3.14　下血 (melena)

　消化管からの出血が肛門より排泄される場合を下血という。広義には，便の中に血液を混入している状態はすべて下血と表現される。実際の臨床現場では，排便とともに真っ赤な血液の排出をみる**鮮血便**，粘液と血液が入り混じった**粘血便**，タール状の真っ黒でネバネバした**タール便**とに分けて表現することも多い。

　鮮血便は，出血部位が横行結腸よりも肛門側にあることが多く，直腸がん，横行結腸がんや痔核からの出血でみられる。タール便は，出血部位が横行結腸よりも口側で，血液の腸管内停留時間が8時間以上経た場合にみられる。したがって，胃・十二指腸潰瘍，胃がん，上行結腸がんなどではタール便がみられることが多いが，出血量が大量の場合は腸管内での停留時間が短くなり鮮血便となることも少なくない。一方，粘血便は，潰瘍性大腸炎や赤痢，腸チフスなどでみられる。

●3.15 腹部膨隆 (abdominal distension)

　腹部全体あるいは腹部が限局的に膨らんでいる状態をいう。原因として肥満（fat），腹水（fluid），鼓腸（flatus），宿便（feces）および胎児（fetus）の5つのFを常に念頭に置く。そのほか，腹部腫瘍によるものもある。

　臨床的には，腸管内に気体が貯留する鼓腸と腹腔内に液体が貯留する腹水が特に重要である。前者はイレウス，後者は非代償性肝硬変やクワシオルコル（kwashiorkor）タイプの栄養失調が原因疾患の代表例としてあげられる。

●3.16 腹水 (ascites)

　腹腔内には，生理的に液体が30〜50 mLは存在しているが，それ以上の液体が腹腔内に存在するとき，腹水の貯留という。腹水は，性状から漏出液と滲出液に分けられる。漏出液は，門脈圧亢進や血漿膠質浸透圧の低下に基づく物理的原因による血漿成分の漏出によるもので，肝硬変，うっ血性心不全あるいはネフローゼ症候群などで認められる。浸出液は，結核性腹膜炎，がん性腹膜炎など，腹膜の炎症や悪性腫瘍の腹膜浸潤，腹膜播種*などでみられる。

●3.17 睡眠障害 (sleep disturbance)

　睡眠には，急速眼球運動（rapid eye movement：REM）を伴うレム（REM）睡眠とREMを伴わないノンレム（non-REM）睡眠がある。レム睡眠では筋肉の緊張や反射は抑えられているが，あたかも覚醒時のような脳波を呈しており，夢を見るのもこの睡眠時間帯である。いわゆる肉体の睡眠時間帯とされる。一方，ノンレム睡眠では，次第に深い眠りに入り，高振幅除波が多くみられる脳波を呈し，大脳の睡眠時間帯と考えられている。

　健常者の睡眠は，入眠後約1時間で最も深い睡眠（ノンレム睡眠）に達し，その後，徐々に睡眠が浅くなる。この浅い睡眠がレム睡眠である。1回のレム睡眠の長さは10〜30分である。健常者は90〜120分間のノンレム睡眠周期を，一晩に数回繰り返している。

　睡眠障害には，不眠症，過眠症，睡眠リズム障害がある。さらに，不眠症には，寝つくのに時間がかかる入眠障害，朝起きたときにぐっすり眠ったという感じが得られない熟眠障害，予定した時刻よりも早く目が覚めてしまう早朝覚醒がある。過眠症は，日中にも過剰な眠気が繰り返されるといった症状がみられる。睡眠リズム障害は，夜の寝るべき時間帯には不眠となり，昼間の覚醒している時間帯に眠気や集中力の低下，全身倦怠感をきたすものである。いずれの睡眠障害も社会生活に支障をきたす場合に問題となる。

　最近注目されている睡眠障害のひとつに，睡眠時無呼吸症候群がある。これは，睡眠時に一時的に呼吸が停止する，あるいは低呼吸となり脳が不眠に陥り，就寝中

■腹膜播種
　腹腔内臓器にできた悪性腫瘍が，漿膜側に浸潤し漿膜面に顔を出すと，漿膜面に顔を出した悪性腫瘍から剥離した悪性腫瘍細胞が飛び散り，腹腔内のいろいろな部位に着床して増殖し始めることがある。この状況は，あたかも腹膜に種を播いたようだというところから，腹膜播種と表現される。

に何度も目覚めるために,昼間の耐え難い眠気,集中力の低下をきたす疾患である。肥満者は非肥満者よりも発症リスクが高いことが知られている。

参考文献
・田中明・加藤昌彦編著:Nブックス 新版臨床栄養学(第2版),建帛社,2013
・加藤昌彦・長谷川昇ほか:イラスト人体の構造と機能および疾病の成り立ち,教学社,2012
・加藤昌彦・近藤和雄ほか:サクセス管理栄養士講座 人体の構造と機能及び疾病の成り立ちⅡ,第一出版,2013
・中村丁次・川島由起子・加藤昌彦編:臨床栄養学-基礎,医歯薬出版,2013
・日本高血圧学会:高血圧治療ガイドライン2014,ライフサイエンス出版,2014
・南山堂医学大辞典(第19版),南山堂,2006

第3章 臨床検査

日常診療においては，問診（医療面接），身体診察，臨床検査，画像検査の結果を総合的に評価することによって患者を診断する。**臨床検査**は，患者の異常状態について客観性の高い情報を提供するので，診断のみならず治療方針の決定，経過観察にはかかせないものとなっている。

1. 検査の種類と特性

●1.1 検体検査

患者から得られる生体試料（**検体**）について，物理・化学，形態学，微生物学，免疫学，遺伝学などのさまざまな分析方法を用いて行う検査をいう。検体としては，血液，排泄物（尿，糞便），穿刺液（腹水，胸水，関節液，脳脊髄液），喀痰などの分泌液，生検による組織試料などを用いる。①物理学的分析では，比重，浸透圧，電気伝導度などの物理量の測定，②生化学的分析では，検体試料中の成分濃度の定性分析あるいは定量分析，③形態観察では，検体試料中に混在する細胞や生検材料，切除組織片を顕微鏡的に観察，④微生物学的検索では，検体から病原微生物（細菌，ウイルス，リケッチア，真菌，原虫）や寄生虫を検出，⑤免疫学的分析では免疫反応を，⑥遺伝学的分析では分子生物学的手法を用いる。

●1.2 生理（生体）機能検査

患者自身を対象として，機械工学や電子工学の技術を用いて，身体各臓器の**生理機能**を直接的に調べる検査をいう。対象とする臓器は，循環器（心臓・血管），呼吸器（肺・気管支），脳神経，筋肉などである。

2. 検体検査における変動要因

検体検査では，主に血液，尿を検査材料として用いるが，薬物投与などの治療行為だけでなく，患者の状況や測定法の違い，検体採取方法などさまざまな要因が測定結果に影響を及ぼすので，それらを考慮せずに検査を行うと正しい検査結果が得られない。このような測定結果に影響を及ぼす**プレアナリティカルな変動要因**（preanalytical factors）には，**病態変動**，**生理的変動**，**検体採取**などがある。

●2.1 病態変動と生理的変動

（1）病態変動

病態の変化によるものと医療処置によるものがある。病態の変化による検査値の

変動を検出するのが本来の臨床検査の目的であるが，手術，輸血・輸液・穿刺，内視鏡，透析，薬物投与などの治療行為が検査値に影響を与えることに注意する．

（2）生理的変動

検査値は病態とは関係なく，各個人に特有な生理的変動を示すが，これには個体差（個体間変動）や各個人がおかれている状況による変動（個体内変動）が含まれる（表1-3-1）．**個体間変動要因**としては，性別，年齢，生活習慣（飲酒，喫煙など），血液型，遺伝，人種，職業，居住環境などがあり，きわめて大きな変動となる検査項目もあるので注意が必要である．一方，**個体内変動要因**としては，日内リズム，食事，運動，体位，妊娠，ストレスなどがある．食事による影響はその内容によって大きく変化するし，食後経過時間によっても検査値への影響が異なる．運動による影響は，運動の種類，体力の程度，筋肉量，運動に伴う発汗によっても変化する．第3部の臨床検査値の読み方では，変動の大きな項目にはその変動要因を示している．

●2.2 検体採取

検体採取にあたって注意すべき点は，①採取時の患者のおかれている状況（病態変動，生理的変動）を明らかにする，②検査項目にあった検体採取方法を選択する，③採取後できるだけ迅速に測定する，などである．また，患者検体はすべて病原微生物の感染源になりうるので，取り扱いに十分注意する．

（1）血液検体の採取

検査項目によって採血管および抗凝固剤を正しく選択して，全血，血清，血漿と使い分ける必要がある．例えば，血糖値は全血で測定すると血漿より高値となる．抗凝固剤として，血算検査や遺伝子検査用の検体採取では EDTA-2K を用いるが，止血・血栓系検査用の検体採取では 3.2％クエン酸ナトリウムが用いられる．検体採取のタイミング，採血時の姿勢などについては個体間変動要因が関与するので注意する（表1-3-1）．また，採血後溶血すると AST，LD，カリウムは偽高値となるし，光線により特に間接ビリルビンが低下するなど，採血後の検体の取り扱いにも注意が必要である．

（2）尿検体の採取

尿は容易に採取できる検体であるが，採取時間（早朝第1尿，随意尿，24時間尿など），採取方法（自然尿，中間尿，カテーテル尿など）などの採取方法に注意する．また，食事，飲水，運動で変動したり，採取後測定するまでに時間がかかると細菌が混入・増殖し尿成分に変化をきたす可能性がある．

表 1-3-1　検査値の生理的変動

種　類	変動要因	変動検査項目（例）
個体間変動	性　別	男＞女：ヘモグロビン，ヘマトクリット，赤血球数，尿素窒素，Cr，尿酸，CK，中性脂肪，血清鉄 女＞男：赤沈，LH，FSH，HDL コレステロール
	年　齢	幼児＞成人：コリンエステラーゼ，AST，ALT，LD，CK，γ-GT，無機リン，ビリルビン，末梢白血球リンパ球比率 小児＜成人：総たんぱく，アルブミン，免疫グロブリン，アミラーゼ，総コレステロール，尿素窒素，総カルシウム，白血球数 思春期高値：ALP 閉経後高値（女性）：総コレステロール，中性脂肪
	生活環境 生活習慣	高脂肪食：総コレステロール，LDL コレステロール，中性脂肪 高たんぱく食：尿素窒素，アルブミン，アミノ酸 核・核酸を含む食事：尿酸 飲酒により高値：γ-GT，中性脂肪，AST（＞ALT），尿酸 喫煙により高値：白血球数，CRP，フィブリノゲン，CEA 喫煙により低値：HDL コレステロール 高地居住により高値：ヘモグロビン
	血液型	B，O 型＞A，AB 型：ALP（小腸型 ALP） Le（a-b-）で低値：CA19-9
	その他	遺伝的個体差，人種差，職業など
個体内変動	日内変動	朝＞夜：ACTH，コルチゾール，血清鉄 昼＞夜：総たんぱく，尿酸，カリウム 夜＞昼：尿素窒素，アミラーゼ
	日差変動	大きいもの：中性脂肪，ビリルビン，血清鉄
	食　事	食後＞空腹時：血糖，中性脂肪，インスリン，血清鉄，ALP 高たんぱく食：アミノ酸，アンモニア，レチノール結合たんぱく，トランスサイレチン 空腹時＞食後：遊離脂肪酸，無機リン
	運　動	運動後＞運動前：CK，AST，LD，ミオグロビン，遊離脂肪酸，血糖，Cr，乳酸，白血球数
	体　位	立位＞臥位：総たんぱく，アルブミン，レニン，アルドステロン，ノルエピネフリン，エピネフリン，その他高分子成分 臥位＞立位：心房性ナトリウム尿ペプチド
	妊　娠	上昇：ALP（胎盤型），凝固因子，甲状腺ホルモン，脂質，銅，セルロプラスミン，赤沈，フィブリノゲン，CRP 低下：総たんぱく，アルブミン，ヘモグロビン，赤血球数，血清鉄，フェリチン
	その他	性周期，季節差

（日本臨床検査医学会ガイドライン作成委員会編：臨床検査のガイドライン JSLM2012，p.6，日本臨床検査医学会，2012）

3. 基準値の考え方

●3.1 基準値 (reference value)

検体検査の結果の大部分は数値として得られるため，検査値を判断する目安となる値，すなわち基準値が必要である。基準値には，統計学的に求めた基準範囲と，臨床的目的で意思決定をするための基準である臨床判断値の2つがある。

(1) 基準範囲 (reference interval)

連続した数値として検査値が表される場合，一定の基準を満たす健常者（基準個体）の測定値を多数集めてその分布を検討し，測定値の中央部95％を含む数値範囲（95％信頼区間）を統計学的に求めて基準範囲とする。例えば正規分布型の場合は，「平均値±1.96×標準偏差」の式から基準範囲（下限値と上限値）を算出する（図1-3-1）。基準範囲は技術的変動，個体間変動，個体内変動の総和と考えられるが，近年の検査技術の進歩により技術的変動が著しく改善された結果，個々の個体が健康状態で示しうる生理的変動幅とほぼ一致することになる。したがって，基準範囲から外れることは，比較的「異常」としやすい。

(2) 臨床判断値 (clinical decision limit)

臨床判断値は，特定の病態について，診断，予防や治療，予後について判定を行う際の基準となる値で，診断閾値，予防医学的閾値，治療閾値の3つに大別される。

診断閾値（カットオフ値）は特定の病態を診断する検査の限界値で，腫瘍マーカー，自己抗体などの検査結果の判定に用いられる。予防医学的閾値は疫学的調査研究（主にコホート研究）の結果から，特定の疾患の発症リスクが高いと予測され，予防医学的な見地から一定の対応が要求される検査の閾値である。脂質異常症の診断基準などが該当する。治療閾値は，緊急検査や特定の病態マーカー検査において，治療介入の必要性を示す検査の閾値である。

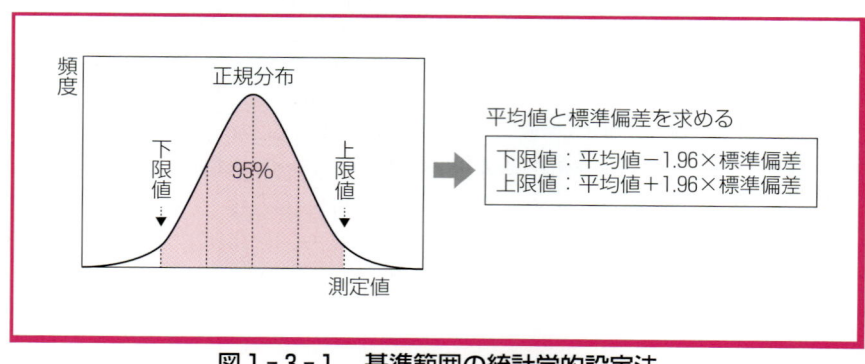

図1-3-1 基準範囲の統計学的設定法

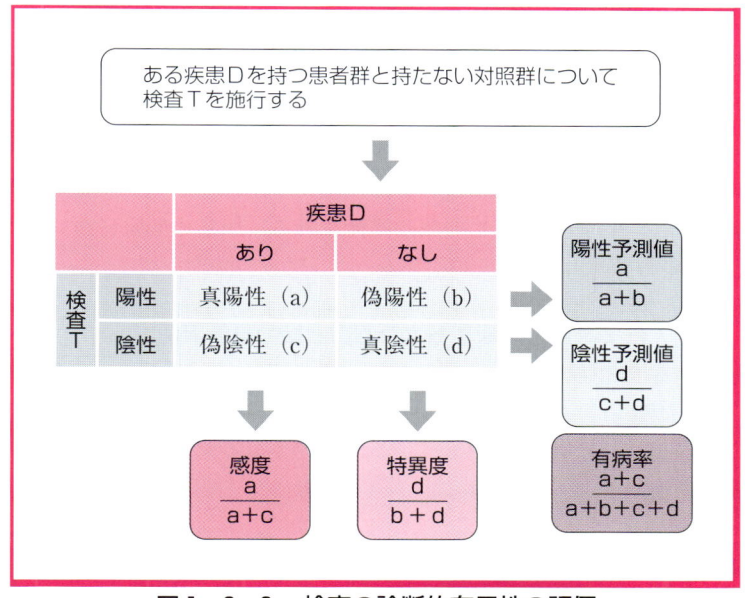

図1-3-2 検査の診断的有用性の評価
(三宅一徳：猪狩淳ほか編：標準臨床検査医学（第2版），p.4, 医学書院，1998より)

● 3.2 検査の診断特性

臨床判断値のように，特定の病態の有無を陽性・陰性で診断する検査の場合，その検査の**診断特性**は病態（疾患）の有無をいかに正確に陽性・陰性に振り分けられるかで示される。すなわち，疾患を有する群での検査の陽性率（真の陽性率：**感度** sensitivity），および疾患を持たない群での検査の陰性率（真の陰性率：**特異度** specificity）がともにできるかぎり高いことが望ましい（図1-3-2）。検査値が数値で得られる検査では，陽性判定基準（カットオフ値）によって感度・特異度が変動するので，カットオフ値を変えて感度・特異度がどう変動するかをプロットしたROC曲線（received operatorating characteristic curve）が検査の診断特性を示す。

4. 一般検査（尿・糞便・喀痰など）

● 4.1 尿 検 査

全身をめぐる血液中の不要なものや有害なものが無毒化され糸球体で濾過され，尿として排出される。その排泄される尿中には血液の代謝産物が含まれている。また，尿検査は，無侵襲で簡単に採取が可能で，試験紙法にて迅速かつ簡便に測定できるため，初診・外来・入院時の検査や集団検診などで行われ，中でも**スクリーニング**として用いられ，尿からさまざまな情報を得ている。

（1）尿　　量

健常者は1日に1,500 mL前後（基準範囲：800～1,600 mL/日）の尿を排出する。たとえ，水を1滴も飲まなくても，成人の場合，1日に最低500 mLは尿として排泄される「不可避尿」である。また，摂取した水分の量によって排泄する量を調整する尿は「可避尿」として，1日に約1,000 mL排出され，「不可避尿」と「可避尿」を合わせて1日約1,500 mLの尿が排泄される。尿量の異常については，表1-3-2に示した。

表1-3-2　成人の尿量および回数と疑われる疾病

多　尿	2,000～2,500 mL 以上/日	尿崩症，糖尿病，心因性多飲症
乏　尿	400 mL 以下/日	腎機能の低下，心拍出量の低下
無　尿	100 mL 以下/日	上部尿道閉塞
頻　尿	6回以上/日	膀胱炎

（2）色　　調

正常では淡黄色から淡黄褐色（藁麦色あるいはビール様）であるが，濃縮尿では橙色，血液の混入で赤褐色から暗褐色，細菌の混入により乳白色から混濁尿，など状況により尿の色調は変化する。

（3）尿pH

通常，弱酸性を示すが，食事の影響が大きく肉食により酸性，菜食によりアルカリ性に傾きpH 4.6～7.8で変動している。極端な酸性尿あるいはアルカリ尿は，病的である。

（4）尿比重

腎臓は必要に応じて尿として排泄することによって体内の水分量を一定に保っている。摂取する水分が少ないと尿量も減るが，腎機能が正常な場合は尿中に含まれる物質の濃度は尿量に反比例して上昇することになる。したがって，尿比重は腎臓の希釈・濃縮力の評価に有用である。

（5）尿たんぱく

腎臓に障害があると，たんぱく質は糸球体を通過し尿細管で再吸収されずに，尿中に漏れ出る。また，尿管や膀胱などに異常があり出血した場合でも，血液中のたんぱく質が尿に混入するため陽性となる。

（6）尿　　糖

食後，血糖値が160～180 mg/dLを超えると尿中にグルコース（ブドウ糖）が検出されるが，通常99％のグルコースは，糸球体で濾過され尿細管で再吸収されるため尿中でほとんど検出されない。しかし，糖尿病などで血糖値が高値になると，腎臓での糖の処理能力が限度を超えて尿中に糖が漏れ出てくる。したがって，尿糖検査で陽性になった場合は，糖尿病が疑われるが，陽性であっても必ずしも糖尿病とはいえない。

（7）尿ウロビリノゲン

肝臓病になると，肝臓で処理されるウロビリノゲン*が少なくなり，尿に出るウロビリノゲンの量は正常の数十倍にも増加する。一方，胆道閉塞では，ウロビリノゲンの材料となるビリルビンが減少するため，尿ウロビリノゲンは陰性を示す。このように，尿ウロビリノゲンは，肝機能異常の早期発見に役立っている。

（8）尿　潜　血

尿中に血液が混じっているかどうかを調べる検査で，主に腎臓や尿管，膀胱といった尿の通り道（尿路・尿道）になんらかの異常が起こり尿中に赤血球が混入する。尿潜血反応は，尿路系の炎症や結石，腫瘍を発見する手がかりとなる。

（9）尿　沈　渣

尿中にたんぱく質や潜血が検出（陽性）された場合に行われる検査である。尿を遠心分離機にかけ，沈殿した赤血球や白血球，尿酸結晶，細胞，細菌などの固形成分の量と種類を調べる。固形成分が基準値より多い場合，円柱細胞*などがみつかった場合には，尿路や腎臓などの病気が疑われる。

● 4.2　糞 便 検 査

糞便検査は，尿検査とともにスクリーニング検査として重要であり，外観（糞便の色調），潜血反応，寄生虫・虫卵検査がある。

（1）外観（糞便の色調）

食事や服薬などの影響を受け糞便の色は変化する。通常，成人の混合食では黄褐色，乳児では黄色あるいは緑色である。また，大腸下部から肛門での出血で鮮血便，大腸からの出血で粘血便，小腸より上部であれば黒色便（タール便），閉塞性黄疸では灰白色便，また強い酸性を示す便では緑色を呈する。

（2）便　潜　血

便中のヘモグロビンを検出する方法として，化学的方法（オルトトリジン法・グアヤック法）と免疫学的方法*がある。上部消化管からの出血は化学的方法，下部消化管からの出血は免疫学的方法で検査をすることが望ましいが，化学的方法は食事制限（潜血食）が必要であるため免疫学的方法だけで検査している施設が多いのが現状である。

（3）便の化学的検査

ズダン試験，クリニテスト，シュミット検査があり，それぞれ便の脂肪成分の検出，還元糖の検出，便のビリルビン・ウロビリン体の検出のための検査である。

（4）便虫卵・原虫検査

便中から，回虫，鉤虫，鞭虫，吸虫，条虫などの寄生虫卵，条虫の体節およびアメーバー，クリプトスポリジウムなどの原虫を検出する。

■ウロビリノゲン
　ビリルビンが腸内細菌により還元されたもの。

■円柱細胞
　円柱細胞は主に遠位尿細管や集合管で形成される。円柱細胞の出現は，尿細管腔が一時的に閉塞され，その後に尿の再流があったことを意味している。硝子円柱，上皮円柱，赤血球円柱，白血球円柱，脂肪円柱，顆粒円柱などがある。

■便中ヘモグロビンの検出方法の比較

	化学的方法	免疫学的方法
感　度	高　い	低　い
特異性	低　い	高　い

● 4.3 喀痰検査

喀痰は呼吸器系の粘膜からしみ出る分泌物で，肺や気管支，咽喉頭など気道からはがれた上皮細胞も含まれている。喀痰検査には，感染症の有無や病原体を特定する微生物学的検査と，悪性腫瘍細胞の有無をみるための細胞診の2つがある。

5. 血液学的検査

物理的性状，細胞成分の検査および凝固・線溶検査を血液学的検査とよぶ。

● 5.1 血液一般検査

（1）血液比重
血液と同じ体積の水の重さを"1"とした場合の比率をいい，血液が濃いほど比率は高くなる。検査方法は，硫酸銅の溶液を献血の基準濃度に調節し，それに血液を数滴落したときの反応により測定する「硫酸銅法」が用いられている。

（2）赤血球沈降速度（赤沈，ESR）
血漿中の赤血球が沈んでいく速度を測定する検査である。ESRは，赤血球数やアルブミンの減少，γ-グロブリンやフィブリノゲンの増加などにより促進する。C反応性たんぱく（CRP）とともに炎症の指標として用いられている。

（3）赤血球数（RBC）
多能性血液幹細胞から分化・成熟した赤血球（赤芽球系）は，直径 $7.5\mu m$，厚さ $2\mu m$ の中窪み円板状をしており，約 90 fL の体積を占めており，成熟赤血球は核や細胞内小器官はなく，解糖系が存在している。毛細血管の中を変形して通過しており，寿命は120日，半減期は30日である。赤血球中のヘモグロビンは細胞内たんぱく質の大部分を占め，酸素運搬に重要な機能を担っている。

（4）網赤血球
赤血球1,000個中の網赤血球をカウントし，比率（%）で表す。ただし，骨髄での造血能力を知るため，網赤血球数の絶対数も把握する必要がある。また，抗がん剤や放射線治療の副作用での造血機能の低下を調べるうえでも重要である。

（5）ヘモグロビン量（Hb）
ヘモグロビン分子は，4つののヘムと4つのグロビンサブユニットから構成されている。Hbは，酸素を体内の組織に運ぶという重要な働きを担っている。Hbが不足すると，酸素の運搬が十分に行われないため，貧血状態になる。

（6）ヘマトクリット値（Ht）
全血液量に対する赤血球の占める割合を示しており，RBC，Hb量の減少により，Ht値が低下する。このように，3つの値は密接に関係して増減している。

（7）赤血球恒数

MCV（平均赤血球容積），MCH（平均赤血球血色素量），MCHC（平均赤血球血色素濃度），のことで，RBC，Hb量，Ht値から，計算される。

① MCV：赤血球1個の平均容積（fL）

$$\frac{Ht（\%）\times 10}{RBC（100万/\mu L）}$$

② MCH：赤血球1個に含まれるHbの量（pg）

$$\frac{Hb（g/dL）\times 10}{RBC（100万/\mu L）}$$

③ MCHC：赤血球1個に含まれるHbの濃度（g/dL）

$$\frac{Hb（g/dL）\times 100}{Ht（\%）}$$

貧血*はMCVにより表1-3-3に示した3つのタイプに分類される。

表1-3-3 貧血の分類

分類	MCV（fL）	種類
小球性貧血	80未満	鉄欠乏性貧血，サラセミア，鉄芽球性貧血
正球性貧血	80〜100（正常）	溶血性貧血，再生不良性貧血
大球性貧血	100以上	巨赤芽球性貧血（ビタミンB_{12}欠乏，葉酸欠乏）

（8）白血球

多能性血液幹細胞から骨髄系幹細胞（骨髄芽球），リンパ系幹細胞へと分化・成熟し，前者からは，顆粒球（好中球，好酸球，好塩基球*）と単球*，後者からはリンパ球*が産生される。好中球は，直径10〜14μmで核の形により分葉核球と桿状核球に分けられる。成熟好中球は6時間末梢血を循環し，組織中に2〜5日間生存する。

（9）血小板

多能性血液幹細胞から骨髄系幹細胞（巨核芽球）へと分化・成熟し，巨核球となる。巨核球の細胞質がちぎれたものが血小板であり，直径2〜4μmで核はない。寿命は8〜10日で，半減期は12時間である。血管に損傷が生じると，血小板が損傷部位に次々と集まってきて粘着・凝集し，止血する。

（10）凝固・線溶検査

血液の凝固には血小板のほか，血漿たんぱく質の血液凝固因子もかかわっている。血液凝固因子はおよそ10種類存在し，主に酵素や補酵素としての働きをする。活性型凝固因子の複雑な連鎖反応の結果フィブリンが析出し，凝集した血小板とともに血栓を形成し，止血する。しかし，血栓が存在し続けると，血流を阻害することになるためプラスミンという酵素が働き出し，フィブリンを溶解する。この現象を線溶といい，そのとき分解された物質がFDP（フィブリン・フィブリノゲン分解産

■貧血
RBC, Hb量, Ht値のデータをもとにして，貧血の種類をおおよそ診断できる。貧血には，赤血球の数が減ると同時に1個の赤血球に含まれるHbも減る小球性低色素性貧血と，1個の赤血球に含まれるHbの量は同じで，赤血球の数が減少する正球性正色素性貧血とがある。

■白血球分画
好中球
　白血球の約6割を占め，異物（病原微生物など）が体内から侵入すると真っ先に増加して，異物を食食する。

好酸球
　体の防御反応に関与し，アレルギー性疾患あるいは寄生虫感染症などで増加する。

好塩基球
　ヒスタミンやヘパリンなどの物質を含んでいて，アレルギーや血管拡張などの作用に関与している。

単球
　血中から組織に入るとマクロファージ（大食細胞）となり，異物を食食する。

リンパ球
　好中球に次いで多い。Tリンパ球とBリンパ球に大別され，それぞれ細胞性免疫，液性免疫で重要な役割を担っている。

物）である．血液凝固因子の機能を評価する検査には，出血時間，プロトロンビン時間（PT），活性化部分トロンボプラスチン時間（APTT），トロンボテスト（TT），ヘパプラスチンテスト（HPT），フィブリノゲンがあり，凝固線溶亢進状態を評価する検査には，FDP，Dダイマーなどがある．

6. 血液生化学検査

主に血清などを分析対象として，酵素活性や，物質（糖質・たんぱく質・脂質・ミネラルなど）の濃度を測定する．

（1）総たんぱく（TP），アルブミン（Alb），A/G 比

TP は，血清中のたんぱく質の総量（主成分は，Alb とグロブリン）である．Alb，α-・β-グロブリン，フィブリノゲンは肝臓で，γ-グロブリン（抗体）はリンパ節や脾臓などの B リンパ球から分化した形質細胞で産生される．肝臓が障害を受けると Alb などの合成が低下することにより，TP が低下する．一方，炎症などでグロブリンが増加することにより，TP が増加する．

Alb は，従来**栄養状態の指標**とされていたが，半減期が約 20 日と長いため，術後の栄養状態を把握するにはレチノール結合たんぱく（半減期12～14時間）・トランスサイレチン（プレアルブミン，半減期 2 日）などの**急速代謝回転たんぱく質**（rapid turnover protein：**RTP**）が利用されている．Alb 減少により，疎水性物質の運搬や浸透圧を維持できなくなると浮腫を生ずる．

（2）ビリルビン（Bil）

ビリルビンは，赤血球中の Hb のヘムに由来し，血中ビリルビン濃度が上昇すると黄疸となる．間接ビリルビン（非抱合型ビリルビン）は，疎水性であるため，血中では Alb により肝臓に運ばれ，グルクロン酸抱合を受け，親水性の直接ビリルビン（抱合型ビリルビン）になる．

総ビリルビン＝間接ビリルビン＋直接ビリルビン（δビリルビン＋ Bc）*

（3）ハプトグロビン（Hp）

Hp は，主に肝で産生される Hb 結合たんぱく質である．血中 Hp の意義として炎症や**溶血の有無のチェック**＊および肝障害の程度，不適合輸血の場合などに有用である．体内で，溶血が亢進すると赤血球を処理するために Hp が低下する．

（4）AST（GOT），ALT（GPT）

AST（aspartate amionotransferase；アスパラギン酸アミノ基転移酵素）は，以前は GOT ともよばれていた．肝細胞をはじめとして赤血球，心筋，骨格筋，腎臓などに分布している．通常，血中ではほとんど存在しないが，これらの細胞が障害（破壊）により血液中に漏れ出るため，血中濃度を測定することで**肝障害**＊などの程度を知ることができる（**逸脱酵素**）．また，**アイソザイム**が存在し，主にミトコンドリア内で働く ASTm と細胞質基質で働く ASTs に分類され，障害度把握に役立って

■直接ビリルビン
Alb と共有結合したδビリルビンとAlb 非結合型の bilirubin conjugated（Bc）の 2 種類がある．

■ビリルビンの増加
① ビリルビンのもとになる Hb の破壊が亢進した場合（間接ビリルビンの増加）：溶血性疾患（溶血性黄疸）
② 肝臓障害により，グルクロン酸抱合を受けていない（間接ビリルビンの増加），あるいは受けていても胆汁中に出られない場合（直接ビリルビンの増加）：閉塞性黄疸

■溶血の有無のチェック
間接ビリルビン・直接ビリルビンはともに増加する．また，溶血性疾患で，乳酸脱水素酵素（LD）アイソザイムは，LD_1，LD_2 が上昇を示す．

＊肝障害では，AST と ALT のみが基準値より高値であっても，肝疾患であるとの確定診断はできない．

いる。

ALT（alanine amionotransferase；アラニンアミノ基転移酵素）は，以前はGPTともよばれていた。肝細胞，次いで腎の細胞内に多く局在し，ASTと同様に逸脱酵素である。ALTはASTに比べて肝障害に特異性が高く，特に肝細胞の変性や壊死に鋭敏に反応するので肝臓・胆道系の病気の診断に有効な検査となっている。また，アイソザイムもASTと同様に2つ（ALTs，ALTm）が存在するが，ほとんどが細胞質由来（ALTs）である。また，AST/ALT比も病態の評価に有用である。

（5）乳酸脱水素酵素（LD（LDH））

LDは，乳酸，ピルビン酸を触媒する酵素で糖代謝に関与しており，以前はLDHとよばれていた。AST，ALTと同様に逸脱酵素である。肝臓をはじめ心筋，骨格筋，赤血球などに分布しており，悪性腫瘍は，嫌気性解糖が盛んなためLD含量が多いので血清LDが増加する場合もある。また，5種類のアイソザイム（LD_1～LD_5）が存在し，由来臓器の確定に用いられる*。

* LD_1，LD_2型の上昇による心筋障害，LD_5型の上昇による肝障害など。

（6）アルカリホスファターゼ（ALP）

ALPは，アルカリ性領域に至適pHを持つリン酸化合物を分解する酵素であり，肝臓，腎臓，骨，胎盤，小腸をはじめ，広く全身に分布している。AST，ALTと同様に逸脱酵素である。6種類のアイソザイム（ALP_1～ALP_6）が存在し，由来臓器の確定に用いられる。通常，血清中に存在するALPのほとんどは肝性（ALP_1，ALP_2）または骨型（ALP_3）のALPであり，血清中のALP濃度が上昇する場合には，これらの臓器への障害やそれに伴う修復として細胞再生が行われ，ALPの合成亢進によりALP値が上昇する。ALTとALPの関係性でみると，ALTのみが高いときは肝細胞が中心に障害を受けており，γ-GTも高値の場合胆管が優位に障害されていると判断される。ALTに異常がなく，ALPのみの上昇は骨疾患を考える。また，ALPは成長期および妊娠後期に上昇する。

（7）酸性ホスファターゼ（ACP）

ACPは，酸性領域に至適pHを持つリン酸化合物を分解する酵素で，ほとんど全身の細胞や組織に含まれているが，なかでも，前立腺に含まれるものは前立腺ACP（PAP）とよばれ，かつては前立腺がんの腫瘍マーカーとして利用されていた。しかし，感度が低いために，現在ではPSA（前立腺特異抗原）が利用されている。ACPは赤血球中にも存在するため，溶血による影響を受ける。

（8）γ-GT（γ-GTP）

γ-GT（γ-glutamyl transpeptidase）は，肝臓や腎臓，膵臓，血液中などに含まれており，以前はγ-GTPともよばれていた。アルコールや薬剤などによる肝障害や結石，がんなどによって胆管が閉塞したときなどに血液中に逸脱するため，肝・胆道系の障害の鋭敏なマーカーとして用いられている。γ-GTはアルコールに敏感で，飲酒習慣により高値になる。特にアルコール性肝障害では，ALPやLAP（leucine aminopeptidase；ロイシンアミノペプチダーゼ）などの他の胆道系酵素よりも早く異常

値を示すので，スクリーニングとしてよく使用される。

（9）コリンエステラーゼ（ChE）

ChE は，Alb と同様に肝臓だけで産生され，コリンエステルをコリンと酢酸に分解する。ChE は肝臓でつくられた後は，腎臓で濾過され血液中に放出されるので，その増減により腎障害または肝障害がわかる。ChE には 2 種類があり，ひとつはアセチルコリンエステラーゼ（真性 ChE（特異的 ChE））で，神経組織，筋肉，赤血球などに存在し，神経伝達物質アセチルコリンを酢酸とコリンに分解する。もうひとつは，ブチリルコリンエステラーゼ（偽性 ChE（非特異的 ChE））で，肝臓，血清，肺，腸などに存在する。肝機能検査のひとつとして，この偽性 ChE を測定している。肝硬変では，正常肝細胞の減少に伴い血清 ChE 活性は低下する。一方，脂肪肝では逆に ChE 活性は上昇する。

（10）アミラーゼ（Amy）

Amy は，でん粉をマルトース（麦芽糖）に分解する消化酵素で，別名ジアスターゼともよばれている。膵臓と唾液腺から分泌され，炎症や障害により血中に逸脱する。アイソザイムは，膵型と唾液型に分けることができる。そこで，血液と尿中のアミラーゼを測定することで，それらの兆候を読み取ることができる。

（11）クレアチンキナーゼ（CK（CPK））

CK（creatine kinase）は，筋肉の収縮の際にエネルギー代謝に関与し，クレアチンと ATP からクレアチンリン酸と ADP が生成する反応を媒介する酵素で，CPK（creatine phosphokinase；クレアチンホスホキナーゼ）ともよばれる。筋肉（心筋，骨格筋，平滑筋）や脳細胞に存在している逸脱酵素である。CK はふたつのサブユニット（B：脳型，M：筋型）からなり，3 種類のアイソザイム（MM，BB，MB）が存在する。骨格筋には MM 型，心筋には MB 型が多く，脳と平滑筋は BB 型で，このアイソザイム比率を分析することで原因を特定することができ，急性心筋梗塞が疑われる際には CK-MB の値が重症度の指標となる。

（12）血中尿素窒素（BUN）

血中に存在する尿素の量を窒素の量で表したものを BUN（blood urea nitrogen）とよんでいる。BUN は，たんぱく質摂取量，たんぱく質代謝量，腎機能の 3 因子により変動し，腎機能以外の環境や症状でも異常値を示す。一般には，BUN は腎機能のスクリーニングのひとつとして意義があるが，腎疾患を診断する際には，尿たんぱく質や血清クレアチニン（Cr）などの複数の腎機能の検査を行う必要がある。

（13）クレアチニン（Cr）

Cr は，筋肉運動のエネルギー源となるクレアチンの代謝物質で，尿中への 1 日の排出量は筋肉量に依存し一定であり，食事の影響は受けない。腎機能が正常であるなら血清 Cr 濃度は骨格筋の総量に依存する。しかし，腎機能が低下していると，尿中に排出されずに血中に蓄積される。

■ BUN/Cr 比
BUN，Cr はともに，腎障害があると血中濃度が高値となるが，他の要因によっても変動する。BUN/Cr 比は，10 前後より高値になると，異化（体たんぱく質の崩壊）が進行しているか，たんぱく質摂取量が多いことが推測される。

Crは腎機能（糸球体濾過量：GFR）が50％以下にならないと上昇しないため，腎機能のマーカーとしては感度が悪い。腎機能の診断にあたっては，腎糸球体機能の変化をさらに正確に測定するクレアチニンクリアランスを行う。

（14）シスタチシンC（Cys-C）

Cys-Cは，分子量は13,000，等電点が9.3の強塩基性の低分子たんぱく質で，全身の有核細胞から毎日産生・分泌されており，性差や日内変動はない。Cys-Cは，Crと同様に腎糸球体で濾過された後，尿細管で再吸収を受けることなく尿に排泄される。血清Cys-Cは，GFRの低下を敏感に反映して増加するため新しい腎機能マーカーとして注目されている*。

＊従来のマーカーと大きく異なる点は，①腎前性の増加がない，②他の成分と複合体を形成しない，③全身の細胞から一定に産生されている。④GFRで60〜70 mL/分の早期段階から高感度に増加する。

（15）尿酸（UA）

UA（uric acid）は，核酸（プリン塩基）の最終代謝産物で，血液中の濃度が7 mg/dL以上になるとUAが結晶化し，痛風関節炎を起こすだけでなく，尿路結石・痛風腎の原因にもなる。血中UAは，男性の方が高値を示し，痛風は圧倒的に男性に多い。UA増加は，過剰の飲酒やプリン体を含む食品の過剰摂取および体内でのプリン体の合成亢進や腎臓からの尿酸排泄の減少による。高尿酸血症は，動脈硬化のリスクのひとつでもある。

（16）電解質（ナトリウム：Na，カリウム：K，クロール（塩素）：Cl）

ヒトの体重の約60％は水分（体液）で，細胞内液や細胞外液（血漿など）として存在している。体液中には，水に溶けて電気を通す電解質（Na^+，Cl^-など）と，水には溶けるが電気は通さない非電解質（グルコース，尿素など）が存在する。電解質は体液の変動を調節し，分布を正常に保つなどの重要な役割を果たしている。Naは体の水分調節，Kは筋肉や神経や腎臓および心臓などに関与，ClはNaと連動している。

（17）カルシウム（Ca）・無機リン（IP）

Caは人体の中で最も多いミネラルで，全体重の1.5％〜2％程度を占める。そのうち99％は骨や歯の成分として炭酸塩やリン酸塩として存在している。残りの1％は血液中や筋肉，神経に存在し，筋肉の収縮，神経刺激の伝達や血液凝固に関与している。血液中のCaは，甲状腺ホルモン（TH）・副甲状腺ホルモン（PTH）および活性型ビタミンDなどの働きにより，血中濃度が厳密に維持されている。

Caの次に体内に多いミネラルはリン（P）＊で，体内のPの約80％はCaやマグネシウム（Mg）と結合しリン酸カルシウム，リン酸マグネシウムの形で骨や歯を構成する成分である。残りは筋肉，脳，神経などに存在して，ごく一部が血清中にIP（inorganic phosphate）として存在する。Caと同様にPTH，活性型ビタミンDなどにより血中濃度が維持されている。

■リン
体内で欠乏することの少ないミネラルのひとつで，過剰となった場合，Caの吸収を阻害する方向に働く。

■血清Caの評価
血清Caは，約40％がAlbと結合し，生理的機能を示すのは遊離型Caである。したがって，低Alb血症の場合は補正する必要がある。
補正Ca = Ca + (4 − Alb)

（18）コレステロール

コレステロールは，リン脂質とともに細胞膜の構築や維持，ホルモン・ビタミンや胆汁酸の原料として使われている。体内には，100 g〜120 gのコレステロールが

あり，その約8割を肝臓で合成している。血液中では，リン脂質，トリグリセリド，たんぱく質と複合体を形成してリポたんぱくの形で存在している。HDLコレステロール（HDL-C）は，血管壁のコレステロールを引き抜いて，肝臓まで運ぶ働きをしており**善玉コレステロール**とよばれている。一方，LDLコレステロール（LDL-C）は，肝臓でつくられたコレステロールを各臓器に運ぶ働きをしており，動脈硬化を引き起こす原因となるため，**悪玉コレステロール**とよばれている。

■LDL-Cの算出方法（Friedewaldの式）

LDL-C ＝ TC － HDL-C － TG ÷ 5

＊TGが400 mg/dL以上の場合は，この式はあてはまらない。

TC：総コレステロール

(19) トリグリセリド（中性脂肪，TG）

TG（triglyceride）は，糖質やアルコール，動物性脂肪などが主な原料で，肝臓でつくられる。過剰摂取により皮下や内臓周辺に貯蔵される。通常，エネルギー源としてグルコース（ブドウ糖）が使われるが，不足すると，貯蔵されていた脂肪が分解されて血液中に遊離脂肪酸として放出され，エネルギーとして使われる。

(20) 血糖（BG）

BG（blood glucose）とは，血液中のグルコース（ブドウ糖）の濃度を表し，血中の濃度は5～10 mMに保たれエネルギー源として利用されている（脳にとっては唯一のエネルギー源である）。上昇に関与するホルモンは，成長ホルモン，甲状腺ホルモン，グルカゴン，副腎皮質ホルモン，副腎髄質ホルモン（ノルアドレナリン）で，唯一の低下に関与するホルモンはインスリンである。BGの上昇は，食事や運動により影響を受けるが，空腹時血糖126 mg/dL以上になると**糖尿病**＊を疑う。糖尿病の診断に欠かせない検査として75g経口ブドウ糖負荷試験（75g OGTT）が行われる。糖尿病の血糖コントロールを把握するために表1-3-4の検査が行われる。

＊糖尿病を放置しておくと，糖尿病性腎症，糖尿病性網膜症，糖尿病性神経症の三大合併症が現れる。

表1-3-4　糖尿病の検査と血糖値の反映期間

検査項目	血糖値の反映期間
グリコヘモグロビン（HbA1c）	1～2か月 前
グリコアルブミン（GA）	1～2週間 前
フルクトサミン（FRA）	1～2週間 前
1,5-アンヒドロ-D-グルシトール（1,5-AG）	数日間 前

7. 血清学的検査

（1）C反応性たんぱく（CRP）

CRP（C-reactive protein）とは，炎症や組織細胞の破壊が起こると血清中に増加するたんぱく質である。CRPの検査は，ESRや白血球数（WBC）など，他の炎症検査と一緒に行われる。特にESR値の増加より早く陽性になり，回復期には早く陰性を示すため，CRPとESRの併用は，病気の経過観察に重要な役割を果たしている。

（2）抗ストレプトリジンO抗体（ASO）

ASOとは，腎炎や猩紅熱，扁桃炎，中耳炎などの原因になるA群β溶連菌（溶血性連鎖球菌）に感染すると，血液中に出現する毒素に対する抗体のことである。

（3）リウマトイド因子（RF）

RFとは，関節リウマチ（RA）*や他の膠原病などの自己免疫疾患にみられるIgG（免疫グロブリンG）のFc部分に対する自己抗体である。RAの患者の約80％が陽性だが，残りの20％では陰性となるため，たとえRFが陰性でもRAではないとは言い切れない。

（4）抗環状シトルリン化ペプチド抗体（抗CCP抗体）

抗CCP抗体とは，シトルリン化たんぱくのひとつであるフィラグリンのシトルリン化部位を含むペプチドを環状構造とした抗原（CCP）を用いて検出されるRA特異的な自己抗体である。抗CCP抗体はRAに対する高い特異性と感度を有することや，RA発症早期から陽性となるため，RAの早期診断に有用である。

（5）抗核抗体（ANA）

ANAとは，全身性エリテマトーデス（SLE）をはじめ各種自己免疫疾患において検出される細胞の核成分に対する自己抗体である。ANA陽性時には疾患特異的抗体の同定が行われ，最終的には各抗原を用いたEIA法やオクタロニー法（免疫拡散法）などの免疫学的手段によって特異抗体同定が行われる。

（6）梅毒血清反応（STS）

「9．感染症検査」の項目を参照。

■関節リウマチ（RA）
関節滑膜の増殖により骨軟骨を破壊する慢性多発性関節炎を特徴とする炎症性疾患である。RA患者の血清中にはシトルリン化抗原に対する自己抗体が産生されている。

8. 腫瘍マーカー検査

腫瘍マーカーとは，がんの進行により血液中に遊離してくる生体物質である。狭義では，がん化に伴って活性化された遺伝子由来のたんぱく質を意味する。腫瘍マーカーが，陽性の場合には，①がんの診断（組織型），②がんの予後，③手術や化学療法の病状経過，④再発がんの早期発見などに大きな威力を発揮している。

表1-3-5 臓器別腫瘍マーカー

臓器名	腫瘍マーカー
肝臓・胆嚢	AFP
肺	CEA・SLX・CYFRA（扁平上皮）・NSE（小細胞）
大腸	CEA・SLX・CA72-4
膵臓・胆嚢	CEA・CA19-9・KMO-1
卵巣	CA125・CA130・CEA
子宮（頸部）	SCC・CA125・CEA
子宮（体部）	CA125・CA19-9
乳房	CA15-3・CEA・BCA225・NCC-ST-439
前立腺	前立腺ACP・γ-Sm
リンパ組織	β_2ミクログロブリン

●8.1 腫瘍マーカーの生物学的性状

（1）癌胎児性抗原（CEA），α-フェトプロテイン（AFP）

もともと胎児の細胞で合成されたたんぱく質で，出生とともに合成されなくなるが，がん細胞で再び合成され，健常者の血中にもわずかではあるが検出される。主に腺がんに対する指標となり，**CEA**は，大腸がん，胃がん，肺がん，卵巣がん，子宮がんなど，**AFP**は肝細胞がんの診断に用いられる。

（2）がん関連抗原（CYFRA，SLX，CA）

がん細胞の合成するたんぱく質の一次構造は，正常細胞と変わらないが，そのたんぱく質に結合している糖鎖が異なることが非常に多いため，ほとんどのがんでみられ，正常な細胞が持っている物質と同じものもあれば，がん細胞に特徴的な物質もある。このうち，正常な細胞とがん細胞の両方にみられる抗原をがん関連抗原という。

（3）アイソザイム（LD，ALP）

がん細胞は，正常細胞と類似した性質を有しても，かなり異なった酵素分布量を示すことがある。また，浸潤している臓器を破壊するためにその組織特有の**アイソザイム**が溶出する。糖鎖を有する酵素にあってはアイソザイムの糖鎖が異なるためにアイソザイムパターンが正常から異なることがある。

（4）ホルモン（インスリン）

ホルモン産生臓器が腫瘍になるとホルモンが過剰に分泌され，異常症状が発現する。

（5）がん関連遺伝子（がん遺伝子：src，ras，がん抑制遺伝子：p53）または産物（細胞増殖因子かその受容体）

正常な遺伝子が修飾を受けて発現し，構造や機能に異常をきたし，その結果，正常細胞のがん化を引き起こす。

●8.2 腫瘍マーカーの臓器特異性

表1-3-5に臓器別の腫瘍マーカーの種類を示した。

9. 感染症検査

ウイルス，細菌（一般の細菌，マイコプラズマ，クラミジア，リケッチア，スピロヘータなど），真菌（カビ），原虫，寄生虫などの病原体（病原微生物）が，体内の臓器や組織に侵入して増殖し，生態になんらかの反応を引き起こすことを感染といい，その結果起こる病気を感染症という。また，感染しても，発病しないことを不顕性感染という。感染経路には，病原体を保有する人や動物，土壌などから直接感染する場合と，空気，水や食物，他の動物を介して，間接的に感染する場合がある。

（1）細菌検査

血液，痰，鼻汁，耳漏，胃液，胆汁，髄液および尿道や腟の分泌液から，病気の原因となっている細菌や真菌を分離培養し染色した後，光学顕微鏡で観察し同定する。さらに薬剤感受性試験により有効な抗菌薬を調べる。

（2）結核菌検査

結核に感染しても，多くの場合発病せず，ストレスや栄養不良などで体の抵抗力が落ちてくると，結核菌が増殖し発病する。現代の高齢者は，若いうちに感染していることが多く，突然発病する可能性が高い。ツベルクリン反応（PPD注射48時間後の判定＊），塗沫検査（チール・ネールゼン染色），培養検査（ナイアシンテスト）などで判定する。

（3）腸管出血性大腸菌 O157

腸管に存在する大腸菌の中には，急性の胃腸炎や下痢を起こすものがあり，特に腸管出血性大腸菌 O157 は，出血性の腸炎を起こし毒性が強く，ベロ毒素を産生する。集団食中毒の原因菌となることが多く，感染により激しい腹痛と下痢を伴い，重症化すると腸管から出血して鮮血便となる。発熱を伴わないことも特徴である。確定診断は糞便からの O157 の検出による。

（4）ピロリ菌（ヘリコバクター・ピロリ：Helicobacter pylori）検査

ピロリ菌はグラム陰性桿菌で，pH 2（強酸）の胃でも生きることができる菌で，らせん状の形をしており，胃の粘膜に住みついている。ウレアーゼを分泌して，胃の中にある尿素をアンモニアに変え，胃酸を中和して，胃酸の殺菌作用から逃れている。胃・十二指腸潰瘍の90％以上でピロリ菌が陽性を占めているとされ，近年になって胃がんの発症への関与が報告されている。ピロリ菌の検出には内視鏡を用いる方法と簡易検査法（尿素呼気試験法）などの内視鏡を用いない方法がある。

（5）梅毒血清反応（STS）

梅毒はスピロヘータの一種（Treponema pallidum）により引き起こされ，陰部の

＊注射局所の発赤が9 mm 以下は陰性。10mm 以上は陽性であるが，発赤のみは弱陽性（＋），硬結を伴う場合は中等度陽性（＋＋），さらに二重発赤や水疱，腫瘍，出血などを伴う場合を強陽性（＋＋＋）としている。（日本結核病学会「新結核用語事典」より）

しこりやリンパ節の腫れからはじまって，最終的には心臓や脳，脊髄などが侵されて死に至ることもある。抗生物質の普及により以前のように恐れられることはなくなったが，現在でも潜在的な感染者はかなりいると考えられている。母子感染の危険性も高く，妊婦にはこの梅毒血清反応が必須の検査である。ただし，STS法は生物学的偽陽性を呈することが多いので注意を要する。

（6）ウイルスマーカー

1）HBs抗原・抗体

B型肝炎ウイルス（HBV）は，輸血時や出産時の母子感染など，特に血液を介して感染する。急性肝炎や肝硬変，肝がんへと移行する慢性肝炎を引き起こすHBVへの感染の有無および程度を知る検査である。HBs抗原は陽性だが抗体がつくられない状態を**無症候性キャリア**とよび，日本ではこのキャリアが感染者の90％を占めている。

2）HCV抗体

C型肝炎ウイルス（HCV）の感染の有無をHCV抗体で調べる。C型肝炎はB型肝炎とは異なり進行が遅く，感染後10〜20年経ってから発症する。急性肝炎では症状が現れず，気づかない人がほとんどで，ウイルスが排除されないまま無症候性キャリアや慢性肝炎に移行する。気づかないうちに病気が進み肝硬変になると，10年後には70％の人が肝臓がんへ移行する。

10. 遺伝子検査

検体中の核酸（DNA, RNA）を抽出し，遺伝子を解析する検査である。病原微生物（病原体）の核酸を検出する**感染症の遺伝子検査**が主流であったが，ゲノム解析技術の革新的な進歩とともに，対象者の試料のDNA塩基配列を調べることにより，疾患の病因や薬剤の有効性などを診断する遺伝子検査（**ゲノム医療**）が，特にがん治療の領域で急速に導入されている。

● 10.1 感染症の遺伝子検査

ポリメラーゼ連鎖反応（PCR）やハイブリダイゼーション法を用いて，それぞれの病原体に特異的な塩基配列を検出する。対象となる病原体としては，分離培養および同定検査に4〜8週を要する結核菌や，ウイルス，リケッチア，クラミジアなど培養するのが困難で血清学的検査により診断することが多かったものである。

（1）結核菌

喀痰や気管支洗浄液またはその培養液を用いて，結核菌のDNAやRNAを増幅して同定する。1日以内で検出できるのできわめて有効な方法である。しかし，検体中の結核菌が死菌であっても陽性となってしまうこと，また抗結核薬に対する感受性試験を行うことができないなどの問題もある。

（2）ウイルス

ヒト免疫不全ウイルス（HIV），HBV，HCV の遺伝子検査では，血漿中のウイルス量の測定が可能となり，診断だけでなく治療の効果判定や経過のモニタリングに使用されている。血中の HIV-RNA 量，HBV-DNA 量，HCV-RNA 量を測定するが，HCV 遺伝子型も治療方針決定に重要である。

●10.2　ゲノム医療

一般に対象者の白血球から抽出した DNA を試料とするが，出生前診断では羊水細胞や胎盤絨毛を試料とする場合もある。がんの診断と治療では，腫瘍組織から抽出した DNA を試料とする。

（1）悪性腫瘍

BCR-ABL 融合遺伝子*の検出による慢性骨髄性白血病の診断や，肺がん治療薬ゲフィニチブの標的となる EGFR 遺伝子*の変異の有無による治療方針の決定などに実施されている。次世代シークエンサー*の実用化で，一度に多くのがん関連遺伝子を調べることが可能になり，遺伝子情報に基づく個別化治療を目指す**がんゲノム医療**が開始している。

（2）遺伝病

従来は，主にメンデル遺伝法則に従って遺伝する単一遺伝子病を対象とする病因診断や発症前診断であった。しかし，先行するがんゲノム医療の進展により，生活習慣病などの**多因子遺伝病**についても，ゲノム医療による治療法や予防法の改良が期待されている。しかし，遺伝病の遺伝子検査においては，対象者の遺伝情報に関する**守秘義務**の徹底には特に注意をはらわなければならないし，また**遺伝カウンセリング**も必須である。

11. 生理機能検査

生理機能検査は，患者自身を対象として，生理機能を解析する。

（1）心電図（ECG）

心臓の微弱な活動電位を増幅し，波形として取り出したものが心電図（ECG）で，**標準十二誘導**で，手首と足首および胸部に 6 個の電極を付け，心臓を 12 か所の方向から見て，その 12 方向から見た波形が出力されて，心臓の電気信号の異常を検査する。不整脈，心肥大，狭心症，心筋梗塞，電解質異常などの診断に用いる。携帯型の心電計（ホルター心電図）を用いて 24 時間波形を記録すると，日常生活で不整脈や心筋虚血が起きるか，症状が心臓に起因するのか，あるいは発作が労作時なのか安静時なのかがわかる。ま

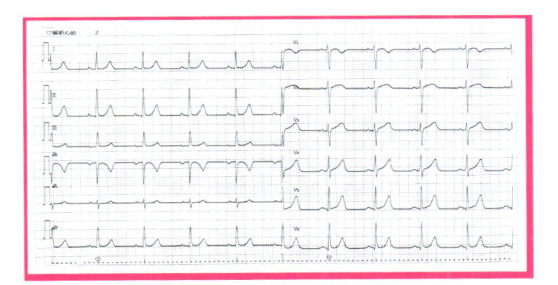

図 1-3-3　心電図

■ **BCR-ABL 融合遺伝子**

慢性骨髄性白血病では，9 番と 22 番染色体間の相互転座によりフィラデルフィア（Ph）染色体が形成されるが，その結果 BCR-ABL 融合遺伝子が形成されてチロシンキナーゼ活性が高まることが病因となる。

■ **EGFR 遺伝子**

分子標的治療薬ゲフィニチブは，上皮成長因子受容体（EGFR）のチロシンキナーゼ活性を阻害することで腫瘍縮小効果を示す。EGFR 遺伝子変異を有する非小細胞肺がんはゲフィニチブ感受性が高いが，重篤な副作用を合併することがあるので，治療前に EGFR 遺伝子変異の有無を確認する必要がある。

■ **次世代シークエンサー**

核酸断片を数万本単位で 3 次元的に読み解くことで，それまでの方法の約千万倍のスピードで核酸配列を読み取れる装置。2007 年に開発された。

た，最高・最低心拍数や不整脈の種類，数，発生時間や心拍数との関係などから，不整脈の診断やペースメーカーの機能評価，薬物治療効果などを判定することができる。通常，安静状態で心電図検査を行うが，階段の昇降，エルゴメーターやトレッドミルなどで運動負荷をかけつつ，あるいはその直後の心電図の変化を観察するのが負荷心電図検査で，心臓への負荷が強いため，必ず医師の管理下で行う。

(2) 心音図

マイクロフォンで心臓の弁の閉鎖音を拾って電気信号に変え，波形として記録したものが心音図で，I音は房室弁（僧帽弁・三尖弁）の閉鎖音，II音は半月弁（大動脈弁・肺動脈弁）の閉鎖音を表している。心臓の弁に何らかの障害あるいは心臓の先天性疾患や心臓弁膜症などにより，異常心音あるいは心雑音として記録される。普通は心電図検査と並行して行い，心筋の電気的活動とあわせて解析する。

(3) 超音波検査（心エコー，腹部エコー）

超音波検査の特徴は，①非侵襲的検査である，②放射線被曝がない，③各臓器の動きを実時間で観察できる，④軟部組織の描出が優れている，⑤任意の断層面が観察できる，⑥超音波ドプラ法により血流情報が得られる，⑦検査が短時間で容易である，⑧装置が小型で移動が容易である，などがある。プローブ（探触子）は，心エコーの場合 M モード，腹部エコーの場合 B モードを用いる（第1部第4章参照）。

1）心臓超音波検査（心エコー）

心エコーの目的は2つあり，①心臓の形の異常を発見する形態的診断，②心臓の働きをみる機能的診断である。心臓は常に拍動しているが，その動いている状態を観察できる有用な検査で，心肥大，拡張型心筋症，各種の弁膜症，心拡大，心筋梗塞，先天性の心臓病，弁狭窄症などの診断に用いられる。

2）腹部超音波検査（腹部エコー）

■腹臥位（伏臥位）
腹を床につけて寝ている状態。俗にいう「うつぶせ」。

腹部エコーは，腹臥位*や座位，また病室でも検査可能である。一般的には，胆嚢，肝臓，膵臓，腎臓，乳腺，脾臓，脈管系（下行大動脈・下大静脈・腎動脈），骨盤内臓器（膀胱・前立腺・子宮・卵巣）を対象とする。超音波は，空気を通さないため，膀胱の場合は，尿を溜める。胆嚢の場合には絶食にて検査を行う。肝臓がん，肝血管腫，肝硬変，肝嚢胞，脂肪肝，胆石，胆嚢ポリープ，胆嚢がん，膵臓炎，膵臓がん，腹部大動脈瘤などの診断に用いられる。

(4) 脳波検査

電気的に隔離された部屋（シールドルーム）で，脳から生じる微弱な電気活動を国際10-20法でとらえ，増幅し，波形として記録する。開眼時，閉眼時，睡眠時，深呼吸，音刺激および光刺激などの脳波を調べる。痙攣，意識障害，てんかん，脳腫瘍などの診断に有用である。脳死判定の際にも用いられる。

(5) 筋電図検査

筋肉の活動性を調べるため，表面電極あるいは針電極を用いて検査する。この検査では，筋肉の異常が筋肉そのものによる病気（筋肉疾患）なのか，筋肉の働き具

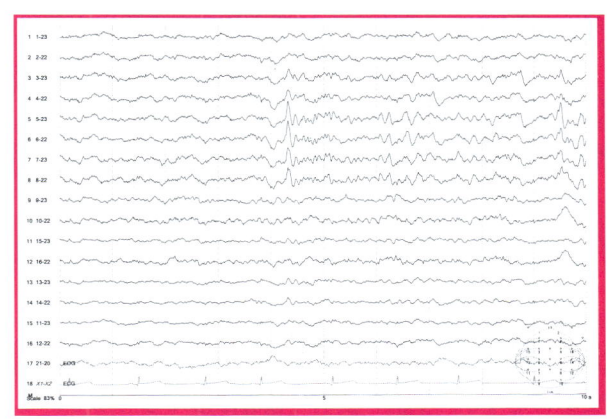

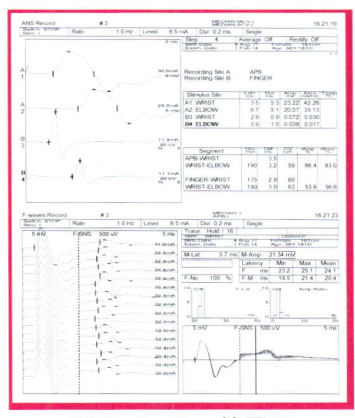

図1-3-4　脳　波　　　　　　　図1-3-5　筋電図

合（収縮性）によるものなのか，それとも神経から筋肉に刺激がうまく伝わらないため（神経疾患）なのかを鑑別することが可能である．筋肉疾患としては，多発性筋炎，進行性筋ジストロフィー，重症筋無力症などが疑われ，神経疾患としては，末梢神経炎，糖尿病性ニューロパチー，変形性脊椎症，筋萎縮性側索硬化症などが疑われる．特に，筋力低下や筋萎縮などの症状があるが，画像検査で診断がつかない場合に筋電図検査が行われる．

（6）肺機能検査

1）フローボリウム曲線（flow-volume curve）

換気機能（肺が膨張・収縮する機能）は，肺の大きさ（肺気量）と肺・気管支などの気道の性状に関係している．横軸に気量（フロー），縦軸に流量（ボリウム）を取りそのパターン（各疾患におけるフローボリウム曲線が異なる）を解析する．％肺活量（％VC）と1秒率（FEV1％）より換気障害の型（拘束性，閉塞性，混合性）を判定する．特に末梢気道障害にはフローボリウム曲線が優れており，従来から用いられているスパイロメータグラムにかわり，現在では主流で測定されている．

2）動脈血ガス分析

動脈血中の酸素（O_2）ガス濃度［動脈血酸素分圧（PaO_2）］，二酸化炭素（CO_2）ガス濃度［動脈血二酸化炭素分圧（$PaCO_2$）］，pH，炭酸水素イオン濃度（HCO_3^-）を測定し，base excess（BE）*，動脈血酸素飽和度（SaO_2）を算出して，肺胞でのガス交換機能と酸塩基平衡を評価する．

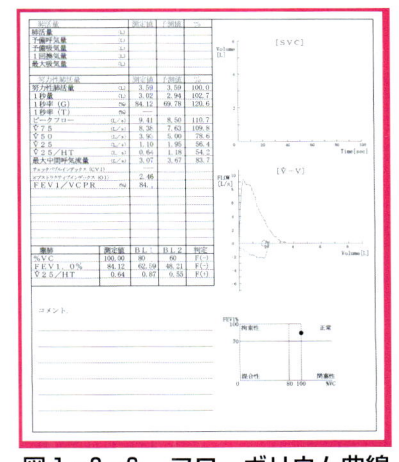

図1-3-6　フローボリウム曲線
（ローリングシール（rolling scal型）により測定）

（7）動脈硬化検査（PWV/ABI/TBI）

検査では，ベッド上に仰臥位*となり，両側の腕と足首（または足指）に，血圧計のカフ，心電図の電極，心音マイクを装着する．足首と上腕の血圧比（ABI）と足指と上腕の血圧比（TBI）や心臓の拍動が手足に届くまでの速度（PWV）を同時

■仰臥位（背臥位）
背部を地につけて臥床させた，いわゆる仰向けの状態．

第3章　臨床検査　●生理機能検査

■ base excess (BE)

塩基過剰。酸塩基平衡のうちで，代謝性（非呼吸性）の因子の状態を表す指標のひとつである。血液ガス分析で得られた体のpHやPaCO$_2$，HCO$_3^-$などの値から算出されるもので，血液を37℃，P$_a$CO$_2$ 40Torrに平衡させた状態でpHを7.40に滴定するのに必要とされる，酸またはアルカリの量を指す。

に測定し，動脈硬化（血管の老化など）の度合いや早期血管障害を検出することができる。

（8）終夜睡眠ポリグラフ検査（PSG）

夜間睡眠時における呼吸の停止や血液中酸素濃度の低下を発見するための検査である。検査法は，簡易型と精密型の2種類あり，どちらも1泊の入院で行われる。睡眠時無呼吸症候群の診断に用いられる。

（9）眼 底 検 査

眼底カメラで，眼底の血管，網膜，視神経を調べる検査である。眼底の血管は人間の体の中で唯一直接に血管を観察できる部位であるため，動脈硬化，脳腫瘍，高血圧や糖尿病などの重症度が判定でき，生活習慣病の検査としても有効である。緑内障，網膜剥離，糖尿病性網膜症，眼底出血，網膜色素変性症，眼内腫瘍，視神経萎縮，乳頭浮腫，脳腫瘍，くも膜下出血などの診断に用いられる。

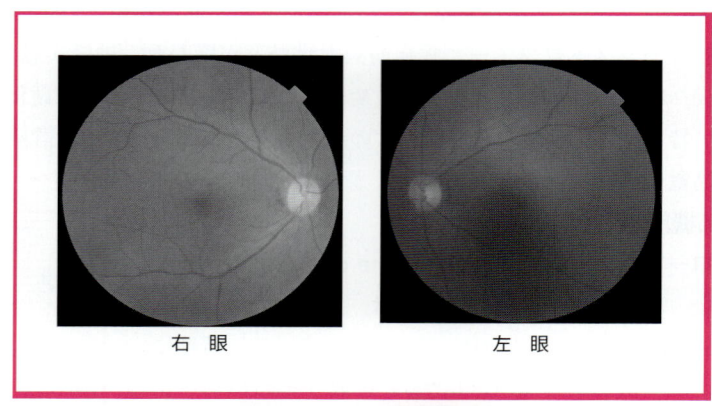

図1-3-7　眼底写真

参考文献，URL

- 日本臨床検査医学会ガイドライン作成委員会編：臨床検査のガイドライン JSLM2009，臨床検査医学会，2009
- 日本臨床検査医学会ガイドライン作成委員会編：臨床検査のガイドライン JSLM2012，臨床検査医学会，2012
- 矢崎義雄総編集：内科学（第11版），朝倉書店，2017
- 猪狩淳・中原一彦編：標準臨床検査医学（第2版），医学書院，1998
- Guder WG, Narayanan S,Wisser H, Zawta B，濱崎直孝・濱崎万穂訳：正しい検査の仕方 -検体採取から測定まで-，同文書院，1998
- 金井正光編：臨床検査法提要（改訂第32版），金原出版，2005
- 伊藤啓・片山善章・長村洋一編：新版臨床化学（第2版），講談社サイエンティフィク，2008
- 香川靖雄ほか編：人体の構造と機能及び疾病の成り立ち 総論（改訂第2版），南江堂，2013
- http://medical-checkup.info/　病院検査の基礎知識
- http://www.srl-group.co.jp/　SRL
- http://data.medience.co.jp/compendium/top.asp　三菱化学メディエンス

第4章 画像検査

　現在の医療現場では画像の果たす役割は非常に大きく，診断・治療・治療効果判定になくてはならないものとなっている。画像検査には，**エックス線検査（CT検査を含む）**，**磁気共鳴検査（MR検査）**，**超音波検査（エコー）**，**核医学検査（PETを含む）**があるが，NSTのチームに入れば否応なしに画像を見ることや画像に関する話題に触れることがあるだろう。そのような場面で臆することなく話題に入れるよう，本章では具体的な症例を盛り込んで解説する。通常は画像検査の分類には入らないが，上部・下部内視鏡検査についてもあわせて記載した。

　画像検査のうち，エックス線検査（単純エックス線検査，CT検査）と核医学検査は放射線を用いているため，検査に伴い医療被曝が生じる。これらの検査は，患者にとって医療被曝による不利益よりも検査によって得られる利益が大きいと判断されたときに行われるのが原則である。

1. エックス線検査

●1.1 エックス線検査とは

　文字通り，エックス線（以下，「X線」と表記する）を用いた画像検査のことで，単純X線検査とCT（computed tomography）検査に大別される。単純X線検査とは，就職時や健康診断時に撮像する胸部X線写真撮影がその代表で，身体の中にある構造が「影絵」のように映し出される。これに対してCT検査では身体の断層像が得られるため，より詳細な体内構造を描出できる。以下，単純X線検査とCT検査について述べる。

●1.2 単純エックス線検査

（1）単純エックス線検査

　単純X線検査は体内構造の外観をとらえることができ，CT検査に比較して被曝が少ないことが利点である。CTによる精密検査を行う前に，全体像をつかむために単純X線検査を先行させる場合が多い。

　身体にX線を照射し，身体を透過したX線を身体の反対側で記録するのが単純X線検査である。原子番号が大きい原子ほど，また原子の密度が高いほどX線の透過を妨げる効果が強いので，リン（P）やカルシウム（Ca）など原子番号が大きい原子を高密度に含む骨はX線の透過を妨げて白く映り，原子密度がきわめて低い肺や消化管のガスなどはX線の透過がよいので黒く映る。心臓，肝臓，腎臓などの実質臓器には，炭素（C），水素（H），窒素（N），酸素（O）などの原子が高密度で存在するが，これらの原子の原子番号は小さいために両者の中間的な黒さに映る。X

■ ヘアピン，カイロに注意

　X線検査では，X線の透過を妨げるものが体表や体内にあると描出されてしまう。指輪やヘアピンなど取り外せる異物は除去することが望ましい。意外と気がつかないのがカイロである。カイロには鉄が含まれているため，背中や腰に貼ったカイロがX線検査では映り込んでしまう。

第1部 疾患診断の基礎知識

■どちらが右側？
　ほとんどの画像検査では，画像の左側が患者の右側になる。単純X線検査ならば，診察する医師が向かい合った患者の体内を透かして見ているようなものになる。

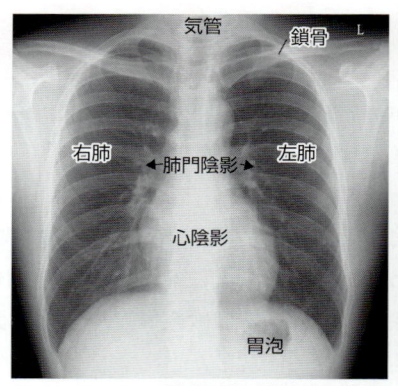

図1-4-1 健常者の胸部X線正面像

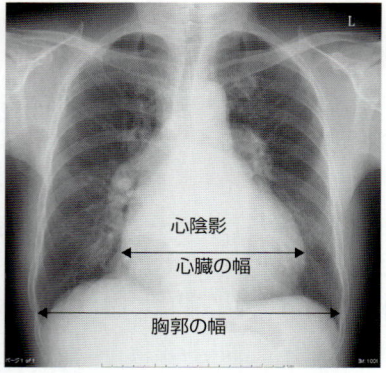

図1-4-2 心拡大患者の胸部X線正面像

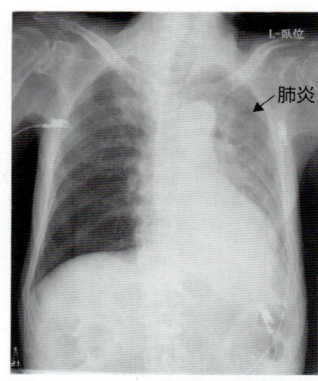

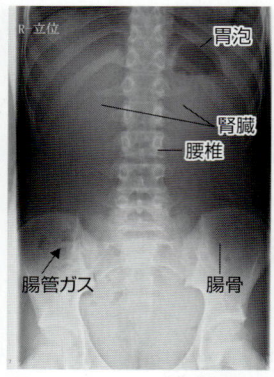

図1-4-3 肺炎患者の胸部X線正面像

図1-4-4 健常者の腹部単純写真

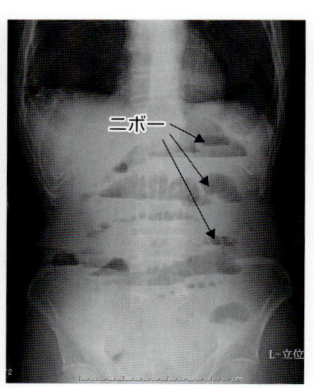

図1-4-5 イレウス患者の腹部単純写真

　線の透過が妨げられた場所は**陰影**として，**心陰影**，**肺門陰影**などとよばれる（図1-4-1）。

　図1-4-2は心臓の手術を受けた患者の胸部単純写真である。心疾患で心不全になると心臓が十分に血液を送り出せなくなり心拡大が生じる。図1-4-1の健常者に比較して明らかに心陰影が拡大している。正確にいうと，心臓の幅に対する胸郭の幅の比で表される心胸郭比が正常では39〜50％のところが，図1-4-2では約60％になっており，心拡大といえる。

　図1-4-3は肺炎患者の胸部単純写真である。肺炎を起こすと肺胞内の空気の一部が炎症に伴う液体成分に置換されるため，X線の透過が遮られて白く描出される。本症例は胸水も出現しているため，より左肺野の透過が遮られている。

　図1-4-4は健常者の腹部単純写真である。胃や腸管内のガスはX線の透過がよいため，画像上は黒く映る。消化管手術の後には定期的に腹部単純写真の撮影を行う。消化管ガスの変化から腸管の動きの回復を推測するためである。イレウス患者では，拡張した腸管に貯留した多量のガスと液体が気体液体水平面（鏡面，ニボー）を形成している様子も確認できる（図1-4-5）。

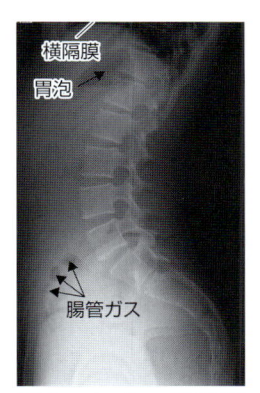

図1-4-6 健常者の腰椎

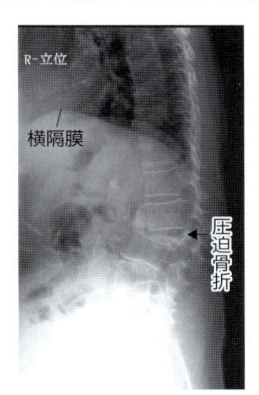

図1-4-7 腰椎圧迫骨折

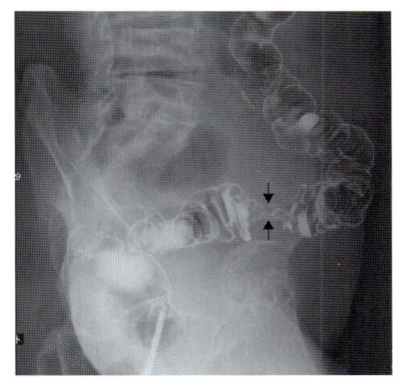

図1-4-8 S状結腸患者の下部消化管造影検査

図1-4-6は健常若年者，図1-4-7は圧迫骨折を生じた高齢者の腰椎単純写真側面像である．健常者では腰椎の自然な前弯が認められるが，図1-4-7では第2腰椎に圧迫骨折が認められ，腰椎の自然な配列が乱れている．

（2）消化管造影検査

バリウム造影剤を飲用して胃・十二指腸粘膜を映し出す上部消化管造影検査と，バリウム造影剤を肛門から大腸に逆行性に注入し大腸の粘膜を映し出す下部消化管造影検査がある．

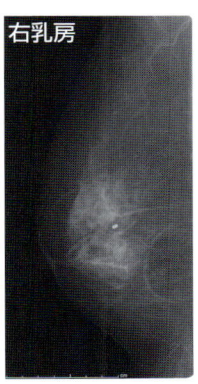

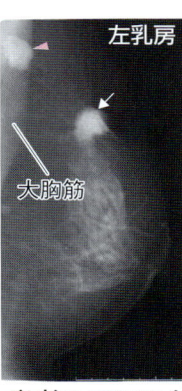

図1-4-9 乳がん患者のマンモグラフィー

図1-4-8はS状結腸がんの下部消化管造影写真である．結腸がんにより狭小化した内腔がりんごの芯のように描出されている（apple core sign）（図中→）．

（3）そ の 他

X線を用いる検査としては，他には乳房検査，泌尿器造影検査，子宮卵管造影検査などがある．図1-4-9はマンモグラフィーとよばれる乳房のX線写真で，乳房を圧迫しながら撮影を行ったものである．左乳房に右乳房には認められないX線透過の悪い腫瘍が描出され乳がんを示唆している（図中→）．大胸筋陰影に重なって腋窩リンパ節転移が描出されている（図中▼）．

●1.3 CT 検 査

CT（computed tomography）とは，コンピュータで処理をした断層像という意味である．CT検査の基本原理は単純X線検査と同様で，原子番号が大きい原子が高密度で存在する構造（例えば骨）はX線の透過が妨げられて白く，原子密度の低い空気で満たされた肺はX線の透過がよいので黒く映し出される．CT検査では患者の乗る寝台がゆっくりと動いている間に，その周囲を管球がX線を出しながら回転

第1部 疾患診断の基礎知識

■ CT値

CTでは体がどのくらいX線を透過するかにより画像上の白さ、黒さの度合いが決まる。水と比較したときのX線の吸収のしやすさを表したものがCT値（単位 HU：Hounsfield unit）である。水に比べてX線の吸収が低い空気のCT値は−1000 HU、水に比べてX線の吸収が大きい骨のCT値は数百〜1000 HUであり、CT値は水のCT値を0 HUとして、−1000〜+1000 HUの値を取る。画像上白い構造（骨や石灰化）は「CT値が高い」、黒い構造（囊胞、脂肪組織）は「CT値が低い」と表現することもある。

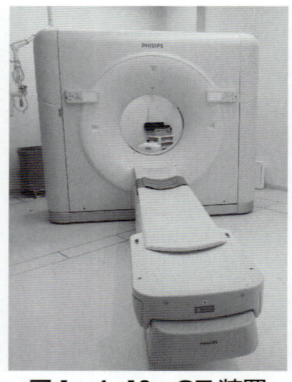

図1-4-10 CT装置

するため、さまざまな方向からのX線透過情報が収集され断層画像が作成可能になる。以前は1スライスごとに寝台を少し移動しては停止させて撮像というサイクルを繰り返す方法（コンベンショナルスキャン）であったが、近年は寝台を一定の速度で動かしながら連続的に撮像する方法（ヘリカルスキャン）が主流である。コンベンショナルスキャンのCTでは飛び飛びの横断面での像しか得られなかったが、ヘリカルスキャンのCTでは1 mm以下の薄いスライスのデータが広範囲に短時間に得られるようになったため、ほとんど隙間なく連続的な横断像が得られ、これをもとに矢状断像、冠状断像など任意の断面が作成可能になった。

（1）頭部 CT

外傷や激しい頭痛などで救急外来を受診した患者に対しては緊急で頭部CT検査が行われる。図1-4-11は健常者の頭部CTであり、頭蓋骨は白く、脳脊髄液は黒く、脳実質は灰色に描出されている。

図1-4-12は歩行困難で受診した80歳代男性の頭部CTである。両側大脳半球の表面に三日月状の白から灰色の病変が認められ、慢性硬膜下血腫を表している（図中→）。慢性硬膜下血腫は、頭部外傷後慢性期に硬膜下（正確には硬膜の最内層）に血腫が生じる高齢者に多い疾患で、本人が自覚しない程度の軽微な外傷がきっかけのこともある。

図1-4-13は突然の激しい頭痛で受診した患者の頭部CTである。脳溝や脳槽に白い病変が認められ、くも膜下出血を表している（図中→）。脳動脈瘤の破裂が主な原因であり、発症後24時間は再出血の危険性があるため十分な管理が必要となる。

（2）胸部 CT

図1-4-14は肺炎患者の胸部単純写真aと、aの点線レベルにおけるCT断面bである。健常な左肺は肺胞が空気で満たされているため黒く映し出されるが、右上

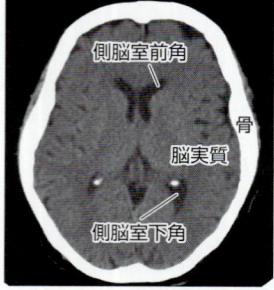

図1-4-11 健常者の頭部CT

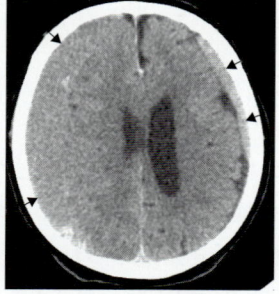

図1-4-12 慢性硬膜下血腫の頭部CT

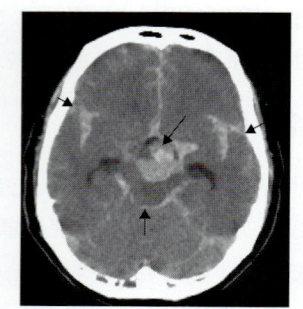

図1-4-13 くも膜下出血の頭部CT

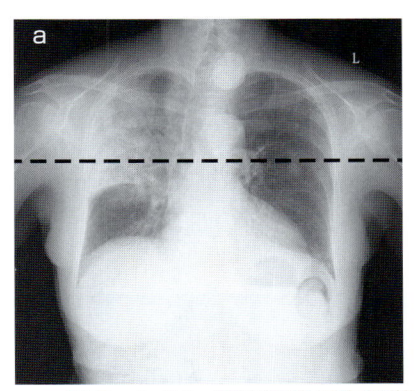

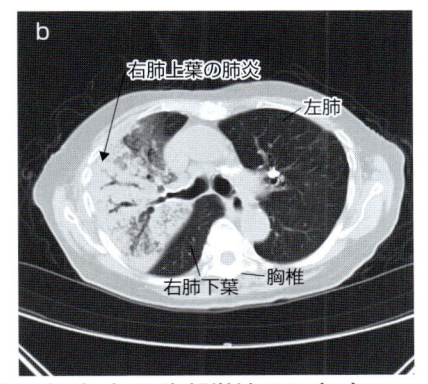

図1-4-14　肺炎患者の胸部単純写真（a）と胸部単純CT（b）

葉にある肺炎は，肺胞内の空気が炎症性の浸出液で置換されているため，X線の透過が遮られて白く描出されている。

（3）腹部 CT

図1-4-15は健常者の腹部CT，図1-4-16は高度脂肪肝患者の腹部CTである。皮下脂肪や内臓脂肪を見ればわかるように（図a中→），脂肪はX線の透過がよいので，黒く描出される。そのため，脂肪を多く含む脂肪肝では，健常の肝臓に比較して黒く描出される。図1-4-16bは同じ症例の臍レベルの断層像である。特定保健指導では臍レベルの断面における内臓脂肪面積が100 cm²以上をメタボリックシンドロームの基準の1つとしており，その簡便な目安として臍レベルの腹囲で男性85 cm以上，女性90 cm以上が採用されている。

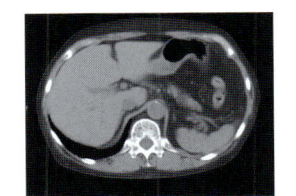

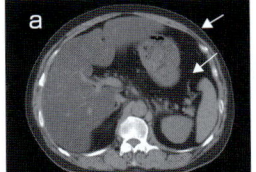

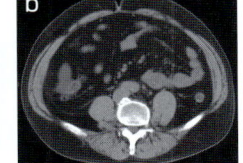

図1-4-15　健常者の腹部CT　　図1-4-16　高度脂肪肝患者の腹部CT

（4）造影CT検査

血管の情報や病変の血流情報を知りたい場合は，水溶性ヨード造影剤を経静脈的に注入し，適切なタイミングで画像を撮像する。

図1-4-17は**腹部ダイナミック造影CT**といわれ，造影剤を注入する前の単純CT（a），動脈相（b），門脈相（c），平衡相あるいは遅延相（d）の四時相を撮像する。動脈相で濃染され平衡相で肝実質よりも造影効果の弱くなる腫瘍が認められており，典型的な肝細胞がんである（図中→）。

図1-4-18は腎臓レベルの腹部CTである。右腎臓に動脈相で濃染する腫瘍が認められており腎細胞がんが疑われる。（図a中→）。CT画像をもとに再構成すると

■ヨード造影剤と腎機能

腎機能が低下した患者にヨード造影剤を使用すると腎機能がさらに低下してしまう場合がある（造影剤腎症）。糸球体濾過量（GFR）< 60 mL/分/1.73 m² の場合や加齢が，造影剤腎症のリスクを増加させる。

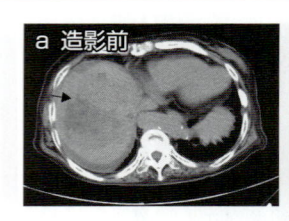

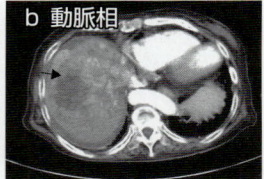

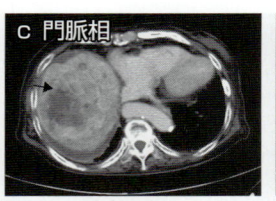

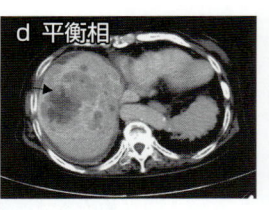

図1-4-17 腹部ダイナミック造影CTの四時相
a 造影前　b 動脈相　c 門脈相　d 平衡相

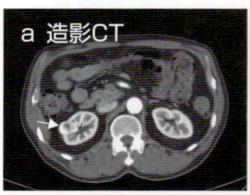

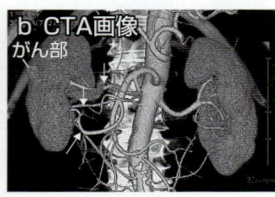

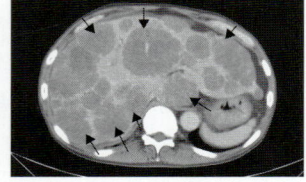

図1-4-18 腎細胞がん腹部造影CT（a）とCTA画像（b）

図1-4-19 大腸がん多発肝転移の腹部造影CT

血管造影画像（CTA；CT angiography, 図b）が得られる。本症例では右腎がんとともに3本の右腎動脈が描出され（図b中→），術前に有用な情報提供ができる。

図1-4-19では大腸がんの多発肝転移が認められる（図中→）。CT検査では悪性腫瘍の局所の広がりと同時に血行性転移，リンパ節転移の有無を判定できる。

図1-4-20は心臓CTである。狭心症や心筋梗塞が疑われた場合には心臓カテーテル検査で冠動脈の狭窄の有無を調べるが，CT装置の性能が向上してきた近年は，スクリーニングとしてまず心臓CT検査を行う施設が増加してきている。同図a，bは健常者の心臓CTである。cでは前下行枝に狭窄が認められており，dで

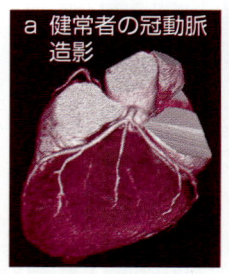

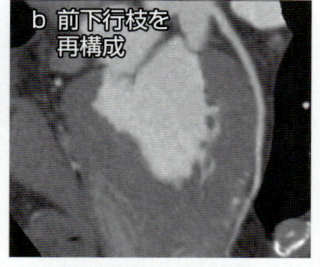

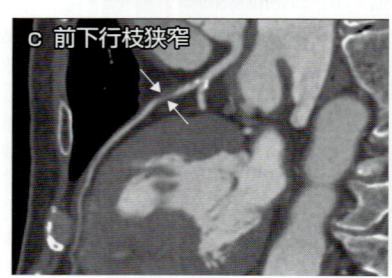

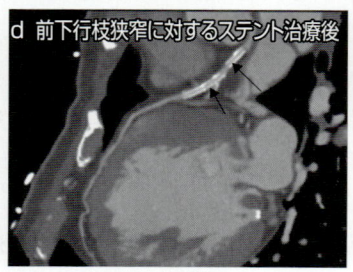

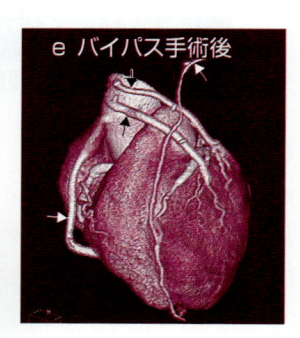

図1-4-20 心臓CT
a 健常者の冠動脈造影
b 前下行枝を再構成
c 前下行枝狭窄
d 前下行枝狭窄に対するステント治療後
e バイパス手術後

は前下行枝の狭窄に対してステント治療が施行されている（図d中→がステント）。eでは多発狭窄に対してバイパス手術が施行されている。4本のバイパス血管が良好に描出されており（図e中→），経過良好である。

2. 超音波検査

2.1 超音波検査とは

　超音波断層装置の基本原理はやまびこと同じである。山で「ヤッホー」と叫んだ声が遠くの山にぶつかって跳ね返ってくる「やまびこ」は，空気とは音響学的に性質の異なる構造（山）との境界面に当たった音の一部が反射してきたものである。超音波断層装置では，プローブ（探触子）から発信した超音波が，体内の構造が作る音響学的な境界面に当たって，音の一部が跳ね返ってきたところを再びプローブで受信し画像に変換している。跳ね返ってきた超音波の量が多いほど白く（高輝度あるいは高エコー），超音波の量が少ないほど黒く（低輝度あるいは低エコー）表示される。

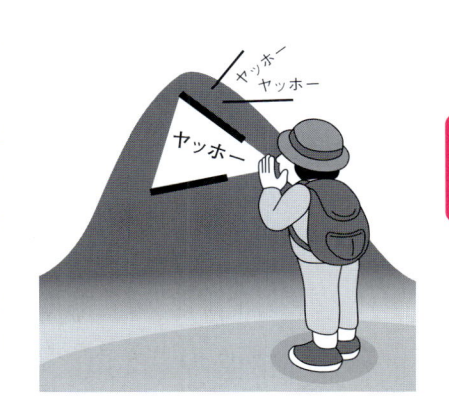

　腹部，心臓，頸動脈，乳腺など幅広い分野で超音波検査は活躍するが，空気のある場所（肺やガスの貯留した消化管）や骨は不得手である。ガスや骨は周囲組織と音響学的性質が著しく異なるため，これらの境界面で超音波がほとんど反射してしまい，後方の情報が得られなくなるからである。

　超音波検査は造影剤を用いずに血流情報を取得できることも特徴のひとつである。救急車が近づくときより遠ざかるときにサイレン音が低くなるというドップラー現象を利用して，プローブに近づく血流と遠ざかる血流の方向や速度を計算する。

　近年は造影超音波検査も行われているが，CTやMRIに比較すると造影剤の使用頻度は低い。

2.2 腹部超音波検査（腹部エコー）

　腹部の実質臓器（肝臓，胆嚢，膵臓，脾臓，腎臓）が良好に観察できる。膀胱や前立腺，子宮など骨盤内臓器も観察できるがその場合は蓄尿が必要となる。

　図1-4-21は健常者の肝臓，図1-4-22は脂肪肝の超音波画像である。脂肪が蓄積した肝臓は超音波の反射や散乱が増えるため，肝臓自体が白く映り（bright liver），白い肝臓と健常な腎臓との間でコントラストが明瞭となる（肝腎コントラスト）。また，超音波が肝臓の浅い部分で反射・散乱し深いところに届きにくくなるので，肝深部が黒く映るのも特徴である（深部エコーの減衰）。

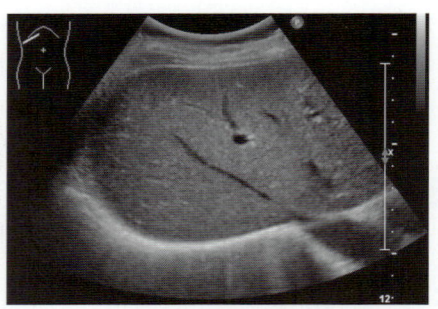

図1-4-21 健常者の肝臓の超音波画像

a 「bright liver」と深部減衰　b 肝腎コントラスト

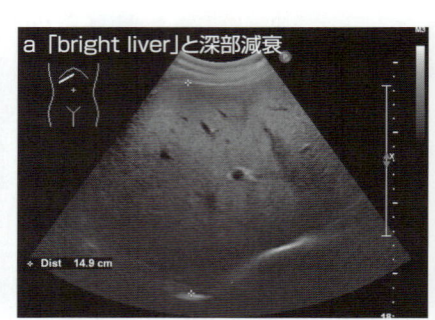

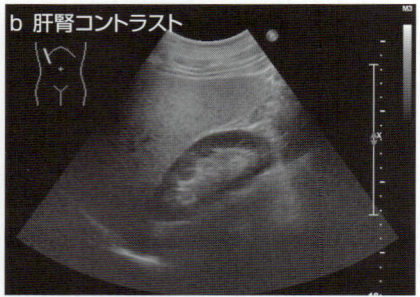

図1-4-22 脂肪肝の超音波画像

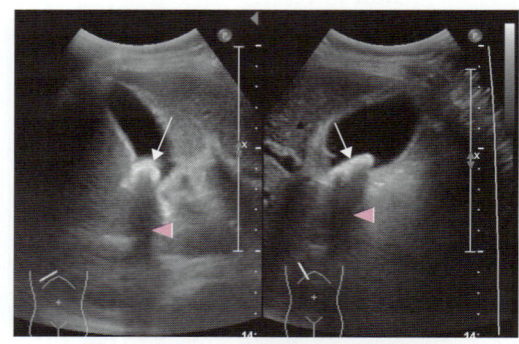

図1-4-23 胆石症の超音波画像

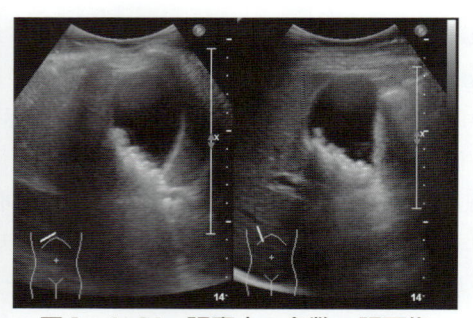

図1-4-24 胆嚢内の多数の胆石像

　図1-4-23は胆石症の超音波画像である。胆石や腎結石などは周囲臓器と音響学的性質が著しく異なるため結石表面での超音波の反射が強く，**高エコー**に映し出される（**ストロングエコー**：図中→）。また，反射が強い分，結石の後方に到達する超音波が少ないので結石の後方に黒い影が生じる（**音響陰影**，図中▼）。図1-4-24は別の胆石症の症例である。小さい胆石が胆嚢内に多数描出されている。
　図1-4-25は胆嚢腺筋症の超音波画像である。胆嚢壁に沿って**コメットエコー**（図中→）とよばれる彗星の尾のような所見が得られるのが特徴で，これはRAS（ロキタンスキー・アショフサイナス）とよばれる壁内囊胞や壁内結石に由来するといわれる。図1-4-26はコレステロールポリープの超音波画像である。胆嚢内に高エ

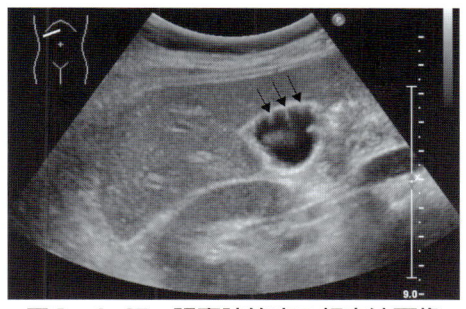

図1-4-25　胆嚢腺筋症の超音波画像

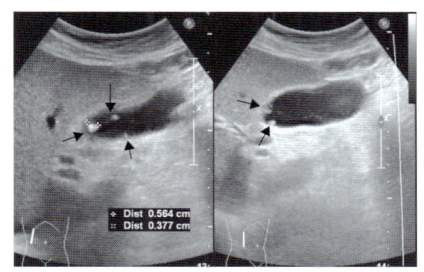

図1-4-26　コレステロールポリープ

コーの結節が多発している（図中→）。

図1-4-27は水腎症の超音波画像である。尿管結石や腫瘍により尿の通過障害が生じ，腎盂（図中→）・腎杯（図中▼）が拡張するとこのような像を呈する。原因となる結石や腫瘍は本症例では描出されていない。尿管の全長を超音波検査で追跡することは困難であるため，水腎症の原因は多くの場合X線検査で追跡することになる。

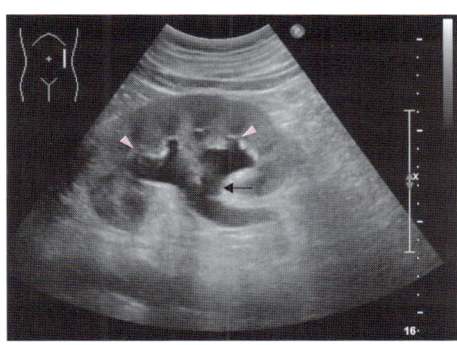

図1-4-27　腎臓超音波画像（水腎症）

●2.3　心臓超音波検査（心エコー）

心臓は1分間に60～100回拍動するダイナミックな臓器であるため，リアルタイムで壁運動や血流情報が取得できる超音波検査が非常に有用である。

図1-4-28は僧帽弁閉鎖不全の症例である。僧帽弁を介して，左室から左房へ逆流する血流が青く表示される（本書では青色の表示ができないため，図中○で囲って示した）。

図1-4-29は大動脈弁閉鎖不全の症例である。大動脈弁を介して大動脈から左室に逆流する血流が赤く表示されている。

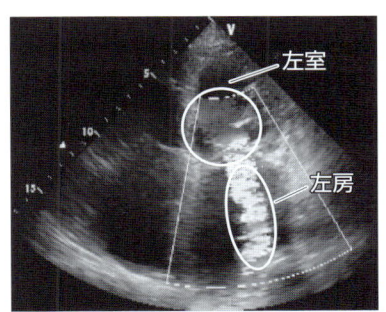

図1-4-28　僧帽弁閉鎖不全症の超音波画像

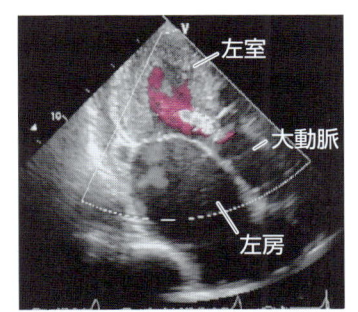

図1-4-29　大動脈弁閉鎖不全症の超音波画像（赤い部分）

■カラードプラの色
　カラードプラ法ではドップラー現象を利用して血流に色をつけている。プローブ（探触子）に近づく血流は赤色，遠ざかる血流は青色に表示される（本書では，カラー画像の表示ができない）。

●2.4 頸動脈超音波検査

　頸動脈超音波検査では，わが国の死因上位を占める虚血性心疾患，脳血管疾患と深い関連がある動脈硬化の程度を非侵襲的に評価できる。

　動脈は内膜，中膜，外膜の3層構造をしているが，動脈硬化の初期には内膜中膜を合わせた内膜中膜複合厚（IMT：intima-media thickness）が増大することが知られている（図1-4-30）。正常値は1mm以下である。

　動脈硬化が進行するとプラークとよばれる局所的な内腔への突出が形成され，次第に血管内腔が狭窄する（図1-4-31，図中→）。流れる血流に色がつくカラードプラ法で表示するとプラーク部分には色がつかないため，内腔とプラークを明瞭に区別できる（図1-4-32）。またパルスドプラ法を用いて血流の波形解析を行うと，狭窄部位やその末梢側で血流速度が亢進している様子を定量的に評価できる（図1-4-33）。

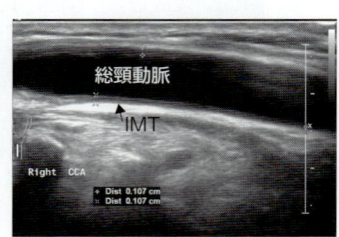

図1-4-30　内膜中膜複合厚

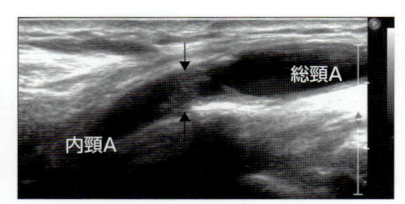

図1-4-31　血管内腔の狭窄

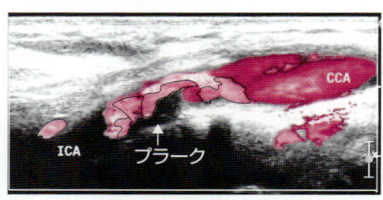

図1-4-32　内腔とプラークの区別
注：薄い赤色の部分（□で囲んだ部分）は，実際のカラードプラでは青色で示されている。
CCA：総頸動脈
ICA：内頸動脈

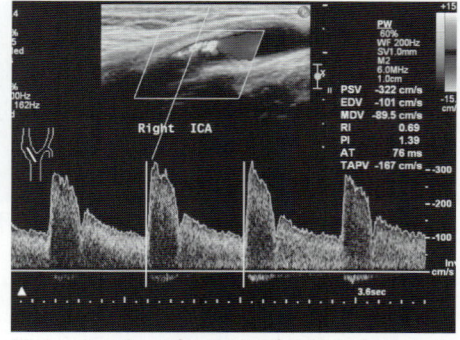

図1-4-33　パルスドプラ法を用いた血流の波形解析

● 2.5 その他

　乳腺，甲状腺，リンパ節をはじめとする表在の軟部組織，下肢の動静脈などにも超音波は適用される。特に日本人の乳腺は欧米人に比して厚みが少ないため，超音波検査に適している。図1-4-34は乳がん，図1-4-35は乳腺良性腫瘍の線維腺腫の症例である。乳がんは不整な低エコー腫瘤であるが，線維腺腫は境界明瞭な扁平腫瘤であることが多い（図中→）。

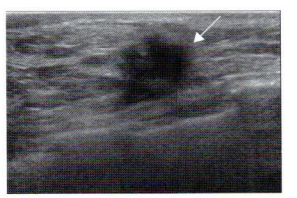

図1-4-34　乳がん

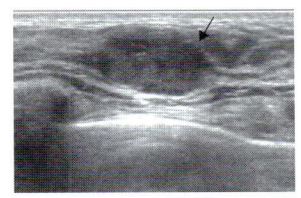

図1-4-35　乳腺の線維腺腫

3. 磁気共鳴画像検査（MRI検査）

● 3.1　MR画像とは

　X線検査では対象臓器の原子番号と原子密度に依存してX線の透過が決まり，それをもとに画像を作成していた。**MRI**（magnetic resonance imaging）もCTと同様に体内の断面を見ることができる装置だが原理は全く異なる。MR画像は体内の水素原子核を画像に利用している。私たちの身体の6割は水で占められているため，体内の水素原子核といえばほとんどが水（H_2O）を構成する水素原子核である。したがってMR画像は水を画像に利用しているようなものである。

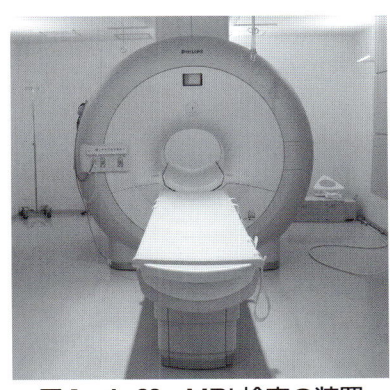

図1-4-36　MRI検査の装置

　水にはさまざまな状態がある。水道の蛇口から出てくる水，冷凍庫で凍っている水，ポットで沸かしたときに生じる水蒸気。これらはすべてH_2Oで表されるが，それぞれの水分子同士のつながり（水素結合，図1-4-37）による束縛の程度が異なるため，個々の水分子たちの動きやすさが異なっている。体内の水は凍っていたり沸騰していたりすることはないが，水分子を取り囲むたんぱく質などとの相互作用によりさまざまな束縛状態にある。あるものは氷のようにがんじがらめに束縛された状態にあり，あるものは水蒸気に近い自由な状態にある。MRIでの信号強度（画像上の白黒度合い）には，組織に含まれる水分子の含有量だけでなく，その水分子の状態がかかわってくる。

　原子は中心に陽子と中性子を含む原子核，それを取り囲

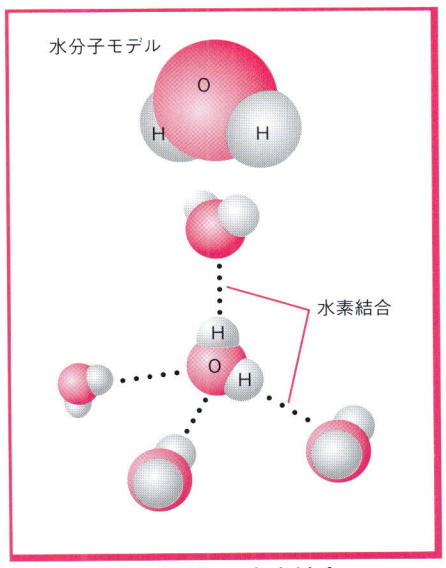

図1-4-37　水素結合

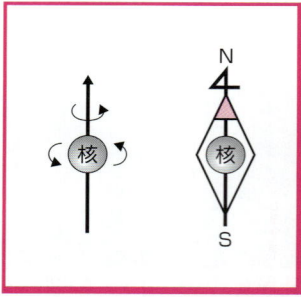

図1-4-38 水素原子核のコマ運動

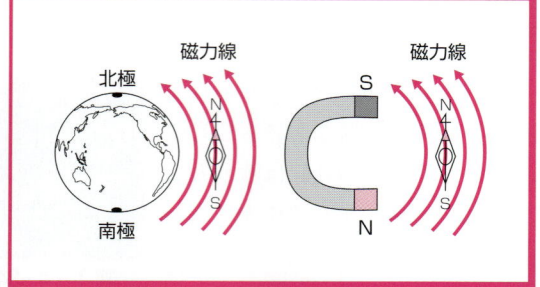

図1-4-39 本物の方位磁針と水素原子核方位磁針への磁場の影響

注：水素原子核方位磁針はやんちゃもので，どちらかというと磁場に沿ったものが多い程度というのが本当のところなのだが，これはMR装置の磁石の強さが強いほど，より多くの水素原子核方位磁針を磁場に沿った方向に並ばせるということを考え始めるまではMRの撮像原理の理解に必須でないからここでは深入りしない。

む電子からなる。原子核は陽子の陽電荷を持った状態でくるくる回転しており，このために方位磁針のような性質を持つ（図1-4-38）。本物の方位磁針が地球の磁場の影響でそろって北を向くのと同じように，水素原子核方位磁針も磁石のそばにおくと磁石が作る磁場の影響を受け，磁場に沿った方向に並ぼうとする（図1-4-39）。MRIは，この原理を用いたものである。

以下，ブランコのたとえで，説明しよう。

ブランコに乗っている子どもの背中を揺れに合わせて押してあげるとあなたのエネルギーがブランコに伝わってブランコの揺れが大きくなる（図1-4-40）。それと同じように，水素原子核の回転周期にタイミングの合った繰り返し周期の電磁波を照射すると，電磁波のエネルギーが水素原子核方位磁針に乗り移り，水素原子核方位磁針は磁石の磁場の向きから傾いて回転するようになる（励起状態）。

一方，子どもの背中を押すのをやめるとブランコの揺れは次第におさまるのと同じように，電磁波の照射をやめると水素原子核方位磁針は電磁波から受け取ったエネルギー分を周囲にばらまきながら最初の状態に戻っていく。

このように電磁波から受け取ったエネルギーを周囲にばらまきながら元の状態に回復していく過程を縦緩和（T1緩和）とよぶ。例えば，水に含まれる水素原子核は脂肪組織に含まれる水素原子核よりも元の状態に戻るのが（縦緩和が）遅いし，大脳皮質に含まれる水素原子核は大脳白質に含まれる水素原子核よりも元の状態に戻るのが（縦緩和が）遅い。この縦緩和の違い（図1-4-41）を強調して画像のコントラストを作っているのがT1強調画像とよばれるものである。

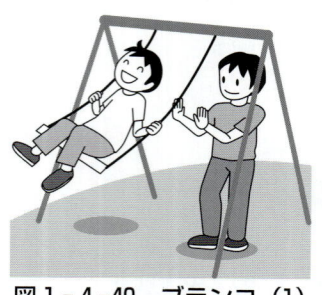

電磁波を照射したとき，もうひとつの現象が同時に生じている。一列に並んだブランコに乗っている多くの子どもの背中を同じタイミングで押し続けたら子どもたち全員の揺れ方（位相）がそろう（図1-4-42）。

図1-4-40 ブランコ（1）

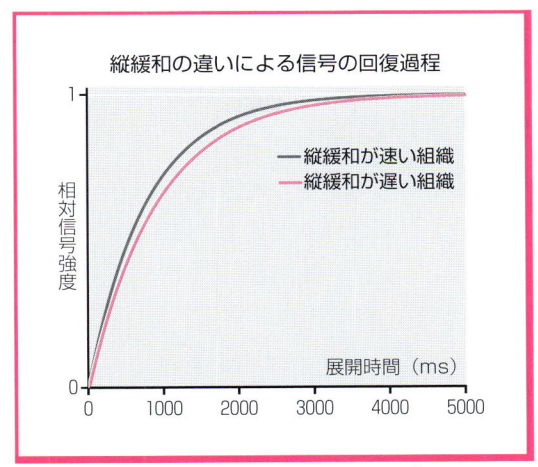

図1-4-41　縦緩和の違いのグラフ

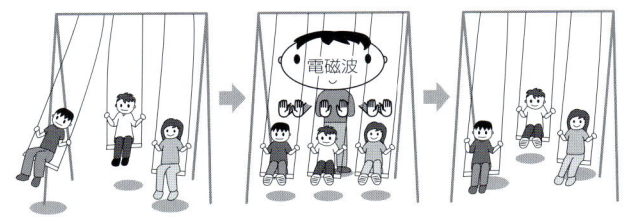

図1-4-42　ブランコ（2）

これと同じように，電磁波を照射された水素原子核たちの回転の位相は電磁波をかけている間は一致している。電磁波の照射をやめると位相が次第にずれていく。この位相がずれていく経過を**横緩和（T2緩和）**とよび，水分子の状態の違いを強く反映する。膀胱内の尿や脳脊髄液，胆汁など動きやすい水を含む部分は位相のずれ方が遅く，腱や筋肉などでは位相のずれ方が速い。この横緩和の違いを強調して画像のコントラストを作っているのが**T2強調画像**とよばれるものである。

　T1強調画像，T2強調画像がMR画像の基本的な撮像法であるが，現在は描出したい臓器や疾患に合わせてさまざまな撮像法が考案されている。

●3.2　MRIの注意事項や禁忌

　電磁波はその繰り返し周期（1秒間の繰り返しの数を数えれば周波数）の違いからさまざまな種類がある。実はX線も電磁波の一種である。被曝の弊害を持つX線は繰り返し周期が短い電磁波であるが，MRIで用いるのは繰り返し周期が長い電磁波である。こちらは携帯電話などの通信のために世界を飛び交っている電磁波と同じで被曝の心配はなく，小児にも使用しやすい。ただしCT検査に比較して撮像時間が長いため，MRI装置の中で安静にしていられない患者は適応外となる。また，MRI検査では大きな磁石のそばに身体を置くことになるので，心臓ペースメーカーや人工内耳など磁石や電磁波の影響を受ける装置を埋め込んでいる患者に

MRI 検査は禁忌である。また，MRI 室の中には，磁石に引きつけられる磁性体（はさみ，ヘアピン，酸素ボンベなど）を持ち込んではならない。

●3.3 さまざまな撮像方法

MRI では，描出したいものに合わせて電磁波の照射法を変えることで撮像法を選択する。上述したように，縦緩和を強調した T1 強調画像と横緩和を強調した T2 強調画像が基本になるが，血流を画像化する **MRA**（magnetic resonance angiography），水分子の拡散の程度を画像化する **拡散強調画像**，胆道系を画像化する **MRCP**（magnetic resonance cholangiopancreatography）など多くの手法が用いられている。CT 検査同様に，MRI 検査でも静脈内に投与する MRI 用造影剤を用いる場合がある。

●3.4 頭部 MRI

手足のしびれや麻痺，ろれつが回らないなど脳卒中が疑われる場合は，CT 検査に引き続いて MRI 検査が行われる場合がある。

図 1-4-43 a は脳梗塞発症数時間後の頭部 CT で明瞭な異常は認められない。同図 b は引き続き撮像された MRI 拡散強調画像で，左中大脳動脈領域に明瞭に高信号領域が認められており，超急性期の梗塞像に一致する。同時に撮像された T2 強調画像（同図 c）でも同領域がわずかに信号上昇しているが，拡散強調画像の方が早期に明瞭に変化を検出できる。

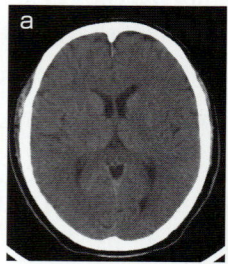

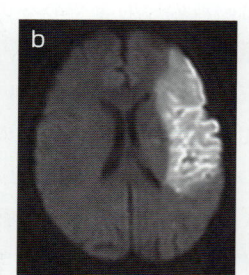

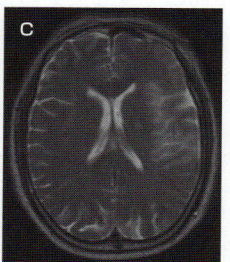

図 1-4-43 脳梗塞発症数時間後の CT 画像（a）と引き続き撮像された MRI 拡散強調画像（b）と T2 強調画像（c）

脳梗塞では発症 4.5 時間以内は血栓溶解薬の rt-PA（アルテプラーゼ）静注療法の適応があるため，CT に加えて MRI の果たす役割は大きい。

脳血管だけを描出する MRA は脳血管の狭窄や脳動脈瘤の有無を調べることができる。図 1-4-44では MRA 撮像の結果，右中大脳動脈の 2 か所に脳動脈瘤が発見された症例である（図 a 中→）。同図 b は同症例の T2 強調画像であるが，こちらでも動脈瘤が描出されている（図 b 中→）。脳動脈瘤が破裂するとくも膜下出血を発症し重症化する場合もあるため，動脈瘤の大きさや増大速度などから治療の適応を決定する。

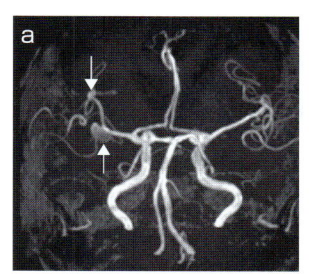

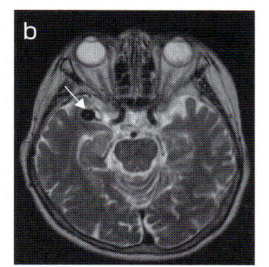

図1-4-44 脳動脈瘤症例のMRA(a)とT2強調画像(b)

●3.5 脊椎脊髄MRI

腰痛や手足のしびれなど脊椎脊髄疾患が疑われる場合には，脊椎脊髄のMRI検査を行う。

図1-4-45aは健常者の腰椎MRIT2強調画像である。腰椎の自然な前弯が保たれ，椎体間にはさまれている椎間板は水を含み弾力があるので，T2強調画像で白く映る（図a中→）。同図bは高齢者の腰椎MRIT2強調画像である。椎間板の弾力が失われた状態で，T2強調画像では黒く映る（図b中→）。さらに，第1／2腰椎椎間板が後方に突出し椎間板ヘルニアを生じている（図b中▼）。同図cは椎間板ヘルニア部分のT2強調画像横断像であるが，ヘルニア塊が左後方へ突出しており（図c中→）脊髄神経を圧迫する可能性がある。

図1-4-46は乳がんの多発骨転移患者の全脊椎T1強調画像である。健常成人の椎体は脂肪髄であるためT1強調画像では高信号だが，一部の椎体脂肪髄が転移巣に置換されたため低信号に描出されている（図中→）。

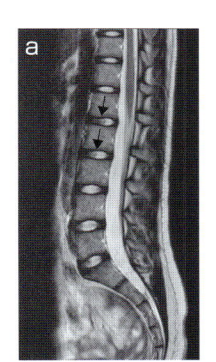

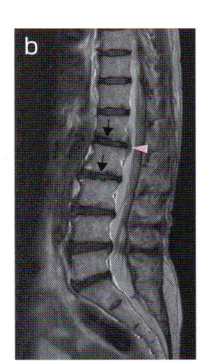

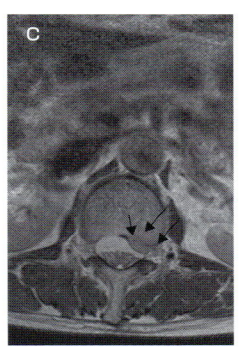

図1-4-45 健常者（a）と高齢者（b，c）の腰椎MRIT2強調画像

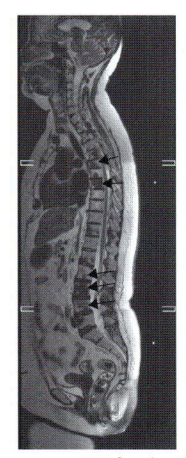

図1-4-46 多発骨転移

●3.6 腹部MRI

腹部のMRIではさまざまな撮像方法があるが，その中でもMRCPの撮像頻度が高い。従来は胆汁に排泄される造影剤を投与し単純X線検査で調べる方法が用いら

れていたが，MRCPでは造影剤を使用せずとも胆道系の形態が評価できるため，胆石症の術前や胆道系の異常が疑われる場合に積極的に撮像される．ただし，胃・十二指腸の胃液，腸液が胆管などの観察の邪魔になることもあるので，消化管内の液体の信号を消すためのMRI用経口消化管造影剤（陰性造影剤）を服用することはある．

図1-4-47は健常者のMRCP，図1-4-48は胆石および総胆管結石を持つ患者のMRCPである．図1-4-48では胆嚢内および総胆管の中に無信号（黒い）部分が見られ，胆石および総胆管結石を示唆している．

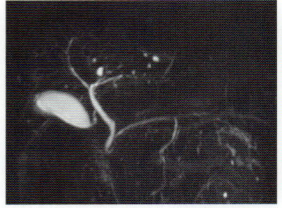

図1-4-47 健常者のMRCP

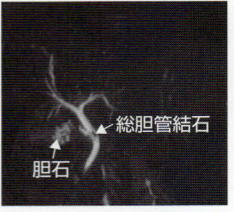

図1-4-48 胆石および総胆管結石患者のMRCP

●3.7 骨盤MRI

子宮や腸管などがぎっしりと詰まった骨盤内はコントラスト分解能の高いMRIによる評価が非常に有用である．

子宮筋腫は成人女性に高頻度に認められる良性腫瘍である．図1-4-49aは子宮筋腫患者の骨盤部T2強調画像斜横断像で子宮筋層内に低信号の腫瘤が認められ（図a, b中→），子宮筋腫を示唆している．子宮内膜は右背側に圧排されている（図a中▼）．同図bは同症例の矢状断像である．頭尾側方向に15 cmにも及ぶ筋腫であることがわかる．本症例のように非常に大きく他臓器を圧排して症状が出る場合や，子宮内膜側に突出して過多月経や不妊の原因となる場合には治療も考慮される．

子宮内膜症は子宮内膜組織が，本来ある子宮内膜以外の場所に生じる疾患である．ホルモンの周期に合わせて増殖するため月経時の血液が排出されずに貯留することで周囲と癒着したり，痛みを引き起こしたりする．図1-4-50は左卵巣と子宮筋層に子宮内膜症が発生した症例である．同図aは骨盤部T2強調画像横断像で，子宮体部の背側筋層が肥厚し（図a中▼），筋層内で増殖した内膜組織に由来する病

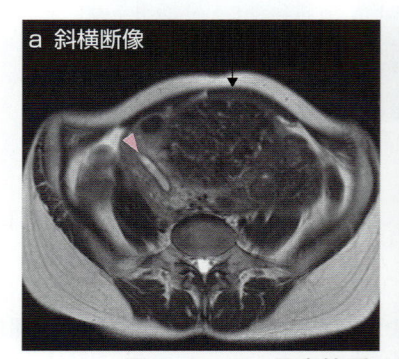

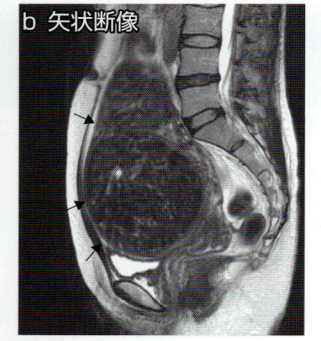

a 斜横断像

b 矢状断像

図1-4-49 子宮筋腫の骨盤部T2強調画像

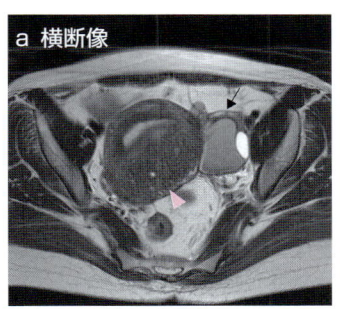

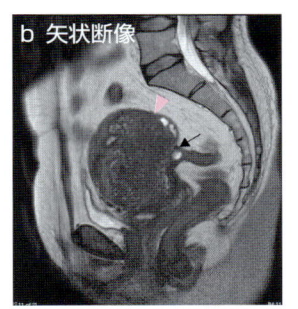

図1-4-50 子宮内膜症の骨盤部 T2強調画像
a 横断像　b 矢状断像

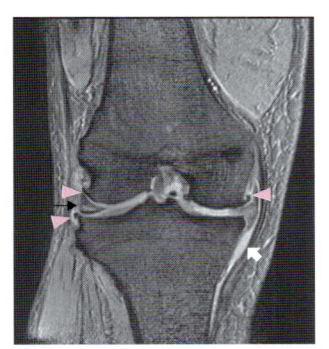

図1-4-51 変形性膝関節症の冠状断像

変が白く斑に映っている。左卵巣には低信号の出血性囊胞（図a中→）が認められ，卵巣に生じた子宮内膜症の所見である。同図bは同症例の矢状断像である。直腸（図b中→）と子宮（図b中▼）に癒着が認められている。このような場合肛門の奥の痛みや，月経周期と関連する便秘などの症状が現れることがある。

●3.8　骨軟部 MRI

MRIでは骨だけでなく靭帯，筋肉などの軟部組織の情報が詳しく得られることが利点で，膝関節，股関節，肩関節をはじめとして全身の骨軟部が撮像の対象となる。

変形性膝関節症は荷重ストレスから膝関節を守っている半月板や関節軟骨が長年のストレスで摩耗・破壊され，続いて骨の変形を引き起こす疾患で高齢者の半数以上が罹患するものである。図1-4-51は変形性膝関節症の冠状断像で，半月板の断裂（図中→）と大腿骨や脛骨の変形（骨棘：図中▼）が生じ，少量の関節液も貯留している（図中⇨）のが観察される。

4. 核医学検査

●4.1　核医学検査とは

ラジオアイソトープ（RI）を使用した薬剤（放射性医薬品）を体内に投与し，体内から放出される放射線の一種をカメラで記録する検査である。核医学検査は，ガンマ線（γ線）を出す薬剤を用いる一般的な核医学検査と，陽電子を出す薬剤を用いるPET検査（positron emission tomography）がある。γ線を記録するカメラには平面像を取得するガンマカメラとCTの原理を応用して断層像を得られるようにしたSPECTがあり，適宜使い分けられている。PET検査でも平面像に加えてCT画像と融合させたPET/CTがあり核医学検査の分解能の低さを補填している。

核医学検査で用いられる薬剤は特定の臓器，組織に集積する性質があるため，機

■ラジオアイソトープ
陽子数が同じでも中性子数が異なるものを同位体（アイソトープ）という。同位体の中でも，放射線を出しながら別の物質に崩壊する同位体を放射性同位元素（ラジオアイソトープ）とよび，核医学検査に用いている。

■半減期と生物学的半減期

放射性医薬品が出す放射線の量が半分に減少するまでの時間を半減期といい，核種により決まった値をとる。体内に投与された医薬品は尿や便の中に排泄されることによっても，体内から出てくる放射線の量を減少させる。半減期に排泄の効果を加えたものを生物学的半減期という。

能的情報が得られることが特徴である。特定の臓器に集積した薬剤は数時間〜数日で信号が減弱する。

●4.2 骨シンチグラフィー

骨は，常に骨を造ったり壊したりを繰り返している臓器なので，骨に集積する薬剤（^{99m}Tc-MDP）を投与すると全身の骨に集積するが，骨転移や骨折，変形性関節症など局所的に代謝が亢進している部位には特に強く集積する。

静脈投与された薬剤は2〜4時間後に骨に集積するのでその頃ベッドに横になり，20〜30分かけて撮像をする。

図1-4-52は乳がん患者の骨シンチグラフィーである。頸椎，胸椎，腰椎，両側肋骨，右肩甲骨，骨盤骨に異常集積（図中→）が認められており転移が疑われる。

●4.3 心筋血流シンチグラフィー

狭心症や心筋梗塞などの虚血性心疾患は，心臓を栄養する冠動脈に狭窄や閉塞が生じ心筋が虚血/壊死した状態である。虚血性心疾患の診断や治療方針の決定のために，冠動脈の血流に比例して心筋細胞に取り込まれる放射性医薬品（^{201}TlClや^{99m}Tc-tetrofosmin）を用いた心筋血流シンチグラフィーが行われる。その他，心筋の脂肪酸代謝をみるものや，交感神経の分布をみるものがある。

図1-4-53 aは運動負荷時，bは安静時のSPECTである。上段から下段に向かって心尖部から心基部の心臓の横断面が描出されている。運動負荷時には側壁に取り込みの低下がみられるが（図a中→），安静時には取り込みが回復している。労作性狭心症が疑われる。

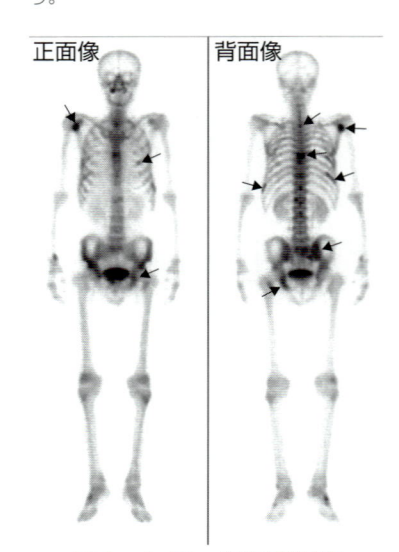

図1-4-52 多発骨転移

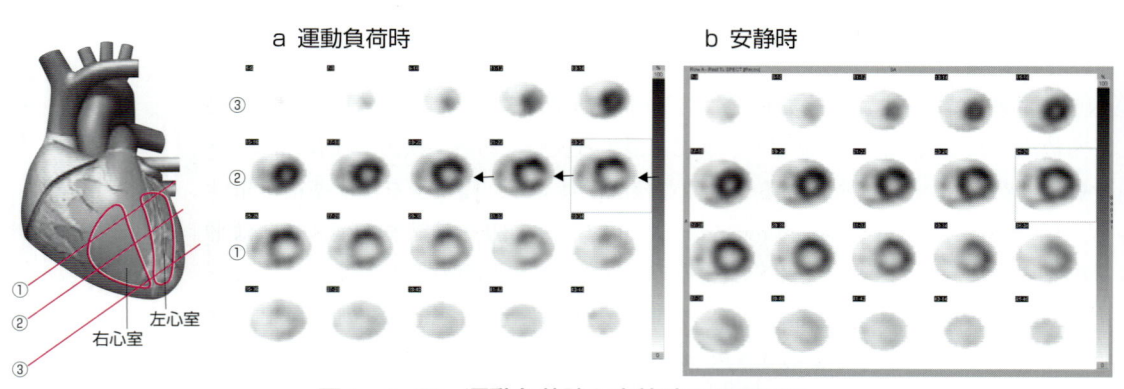

図1-4-53 運動負荷時と安静時のSPECT

●4.4 脳血流シンチグラフィー

血液脳関門（BBB：blood brain barrier）を通過する薬剤である^{123}I-IMPや^{99m}Tc-HMPAOを用いて脳血流分布を調べる検査である。SPECTで断層像を得る他，視覚的な評価による主観の混入を避け微細な変化を検出できるように，統計学的技術を用いた解析（eZIS，3DSSPなど）も行われる。

図1-4-54は左小脳出血の既往のある患者の脳血流シンチグラフィーSPECT画像である。左小脳の血流低下（図中→）が認められているが，陳旧性小脳梗塞が原因である。

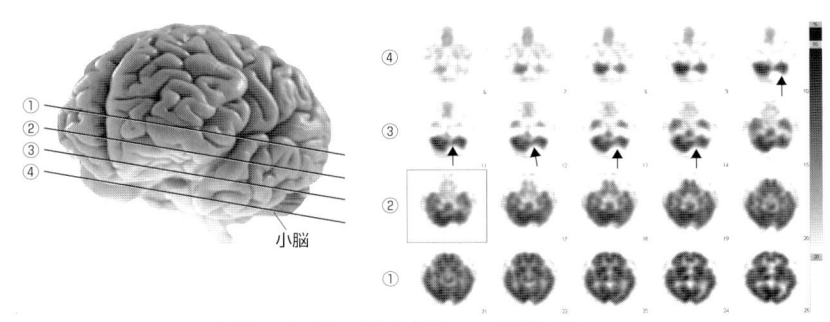

図1-4-54　脳血流シンチグラフィー

その他，肺梗塞を検出する肺血流シンチグラフィー，腫瘍に集積するガリウムシンチグラフィー，腎機能を評価するレノグラフィーなどがあるが，詳細は専門書を参考にされたい。

●4.5　PET，PET/CT

陽電子を放出する同位体を含む薬剤を投与し，この薬剤が取り込まれた部分を描出する方法である。放出された陽電子が近隣の原子の電子と出会って消滅するときに正反対の方向に放出されるγ線を対で検出するところがSPECTと異なる。

SPECTよりも感度と解像度にすぐれるが，同位体の寿命が極端に短く，作りたての薬剤を提供する大掛かりな装置（サイクロトロン）が必要になるのが欠点である。そうした中で，^{18}F（フッ素）で標識した糖類似体であるFDG（フルオロデオキシグルコース）が医薬品として供給されるようになり，PETの利用が広まりつつある。FDGは体内でグルコース（ブドウ糖）と類似した挙動をするので，糖代謝が亢進している悪性腫瘍によく集積する。PET検査の空間分解能の低さをCT検査で補填したPET/CTが行われるようになり，より診断能が向上している。

図1-4-55aは肺がん患者の胸部CT画像で右下葉に4cmの肺がん病変が認められる（図a中→）。同図b，cは同症例のPET画像で，肺がんにFDGがよく集積しているのがわかる（図b，c中→）。同図dはPET画像とCT画像を重ね合わせ

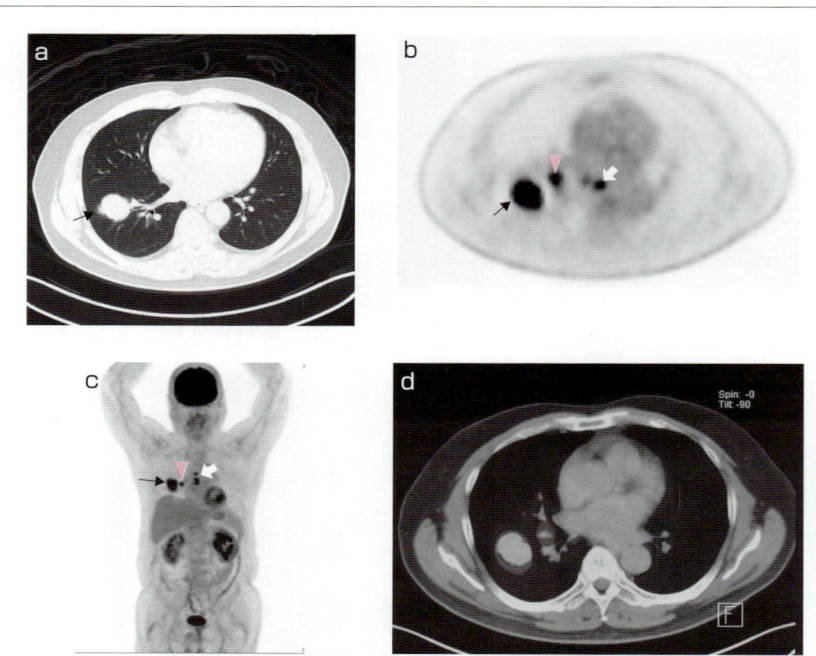

図 1-4-55　肺がん患者の胸部 CT 画像（外苑東クリニック医院，宇野公一先生提供）

たもので，FDG の集積が肺がんに一致しているのがわかる。図 b，c では肺がんのほか，右肺門リンパ節（図 b，c 中▼），気管分岐下リンパ節（図 b，c 中⇨）にも FDG が集積している。本症例では左腎盂腎杯の集積も目立ち，尿路通過障害の可能性がある。

5. 内視鏡検査

5.1　上部消化管内視鏡

　　上部消化管内視鏡検査は経口的に細長いカメラを挿入し，食道・胃・十二指腸を観察し診断する検査である。病変を直視し微細な観察ができる点，病変を速やかに採取し組織検査ができる点など利点が多く，消化器症状を有する場合に最初に行う検査のひとつである。近年はより苦痛の少ない経鼻挿入可能な細い内視鏡も改善が重ねられており，今後が期待されている。検査前日夜 9 時以降の食事の禁止が原則となる。

　　粘膜下層に及ぶ欠損が胃に生じた場合を胃潰瘍，十二指腸に生じた場合を十二指腸潰瘍という。ピロリ菌（ヘリコバクター・ピロリ）の慢性的な感染が胃・十二指腸潰瘍を引き起こすと報告されているが，罹患率は減少しており感染者の減少や除菌の普及によると考えられる。その他の原因として NSAIDs（非ステロイド性抗炎症薬）などの薬剤に起因する消化性潰瘍があげられる。図 1-4-56 の白色部位が胃潰

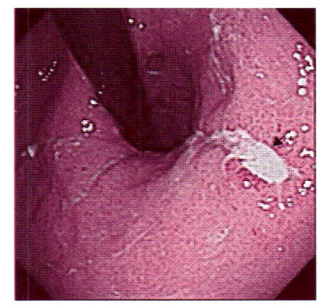

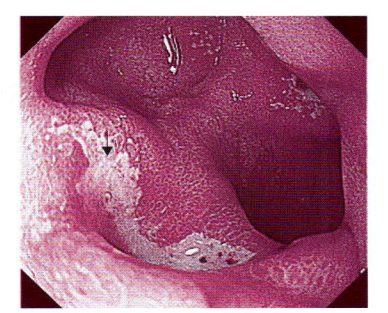

図1-4-56　胃潰瘍　　図1-4-57　十二指腸潰瘍

瘍（図中→）であり周囲の粘膜の発赤は潰瘍が治癒過程にあることを示している。

　図1-4-57は十二指腸潰瘍の内視鏡画像で，胃潰瘍と同様に白い部分が潰瘍（図中→）である。胃潰瘍と比較して若年者で，胃酸分泌過多の場合に発症しやすく，空腹時にみぞおちの痛みが生じるのが特徴である。

　胃潰瘍，十二指腸潰瘍ともに，ピロリ菌の感染が認められた場合はピロリ菌の除菌，原因として薬剤が疑われる場合はその薬剤の使用を中止する。その他，胃酸分泌を抑制する薬の投与，出血がある場合は緊急内視鏡治療が行われる。

　わが国では男女ともに長い間，胃がんが悪性新生物（がん）死亡率の第1位であった。近年は男性では肺がんに取って代わられ第2位，女性では大腸がんと肺がんに続く第3位となっているが重要疾患であることに変わりはない。早期がんでは，がんそのものの症状は乏しいが，進行すると腫瘍からの出血による貧血や黒色便が生じ発見のきっかけとなる。図1-4-58は胃がんの内視鏡画像で，隆起部分（図中→）が胃がん病変である。中央には潰瘍を伴っている。併発した潰瘍により心窩部痛が生じることもある。粘膜にとどまる深達度の低い病変においては内視鏡切除が優先されるが，進行している場合は手術，化学療法が適応とされる。近年は腹腔鏡下胃切除が普及し，術後の回復の速さなどの利点が報告されている。胃切除後には大量の食物を一度に摂取できなくなるので，よく咀嚼することや何度にも分けて食事を摂取することなどの指導が必要になる。

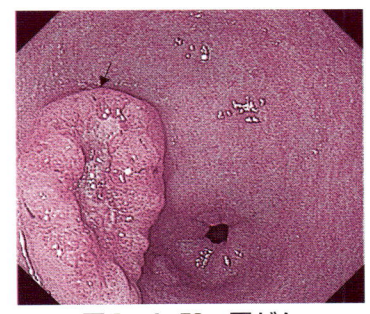

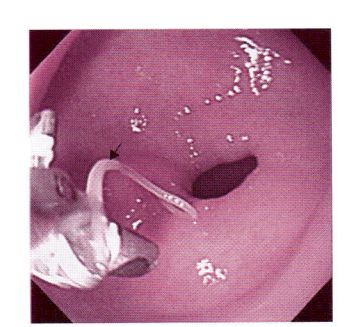

図1-4-58　胃がん　　図1-4-59　胃中のアニサキス　　図1-4-60　逆流性食道炎

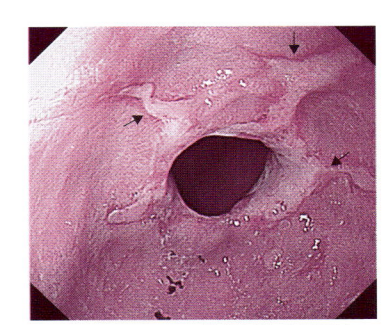

第4章　画像検査　●内視鏡検査

人畜共通感染症のひとつであるアニサキス感染症は，わが国ではイカ，サバ，カツオの摂食後に多く発症する。それらの食品を摂取後6〜12時間の潜伏期間の後に激烈な腹痛があれば本症が強く疑われる。虫体が消化管粘膜から脱落すれば疼痛が改善するため緊急で内視鏡下摘出術が施行される。図1-4-59は胃の前庭部（出口）のアニサキス（図中→）を内視鏡にて摘出しているところである。イカソーメンは細かく切断することによりアニサキスを死滅させ，アニサキスによる事故を避けるための生活の知恵といわれている。その他，加熱調理や−20℃以下で24時間以上冷凍することで死滅することが知られており，これらの調理手法を通してリスクを回避できる。

　図1-4-60は逆流性食道炎（胃食道逆流症）の内視鏡画像である。胃酸が食道に逆流することにより食道の粘膜が傷害され胸やけが生じる。食物を大量に食べた後などに起こりやすく，加齢や肥満と関連する。胃酸の逆流が原因のため，食道胃接合部（食道と胃の境目）が最も傷害されやすく，本症例でも食道胃接合部に全周性のびらんを認めている（図中→）。

●5.2　下部消化管内視鏡

　下部消化管内視鏡検査では経肛門的にカメラを挿入し，大腸（結腸と直腸）を観察し診断する検査である。上部消化管内視鏡検査と同様に病変を直視し微細な観察ができること，病変を速やかに採取し組織検査ができることが利点である。近年，わが国では大腸がんが増加しており，大腸がん死亡数は男性では肺がん，胃がんについで第3位，女性では最多となっている。したがって下部消化管内視鏡検査のさらなる普及による大腸がんの早期発見率上昇が望まれている。

　よく観察するためには腸管内が空でないとならないため，検査前日の夕飯は消化の良いものにするか決められた検査食を摂取し，当日朝には特殊な組成の電解質液を用いた腸管洗浄を行うのが一般的である。これに適宜下剤を併用する。

　図1-4-61は良性の大腸ポリープの内視鏡画像である。細長い茎（図中→）を持つポリープが描出されている。良性ポリープや早期の大腸がんで深く進展していない場合は，内視鏡的に切除することができる。

　図1-4-62は中心が陥凹した進行大腸がんの内視鏡画像である。腫瘍からの出血による血便や腫瘍による狭窄のための便秘や便柱狭小化が見られれば大腸がんが疑われるが，右側大腸では腸内容が流動的なので，がんが大きくなるまで自覚的な症状

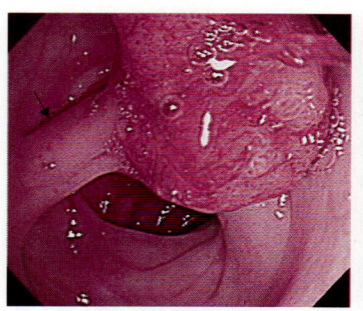

図1-4-61　良性の大腸ポリープ

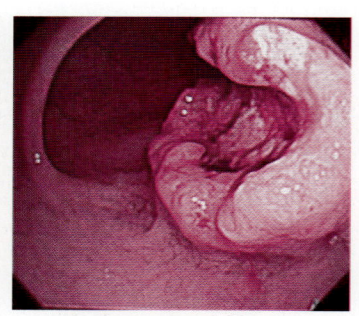

図1-4-62　大腸がん

が出にくい。早期の大腸がんであれば内視鏡的に治療が可能であるが、進行大腸がんであればCT検査にて進行度を確認ののち、手術の適応を決める。

消化管に原因不明で慢性の炎症をきたす疾患を炎症性腸疾患という。主なものにはクローン病と潰瘍性大腸炎がある。近年増加しており、クローン病は4万人、潰瘍性大腸炎は16万人程度存在する。

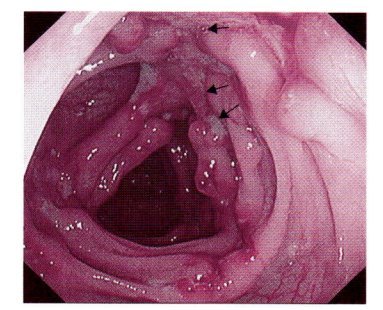

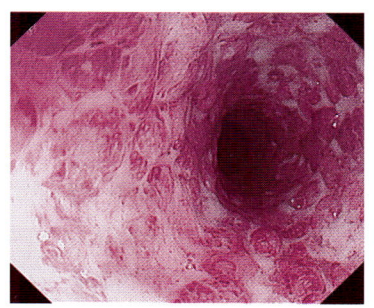

図1-4-63　クローン病　　図1-4-64　潰瘍性大腸炎

クローン病は10歳代後半から20歳代に好発し、小腸や大腸に粘膜深部に達する炎症が生じる疾患である。図1-4-63はクローン病の内視鏡画像であり、腸軸に沿った縦走潰瘍（図中→）が認められている。体重減少、腹痛、下痢、発熱が主症状で、食事により有意に増悪することが知られている。いまだ原因が不明であるため根本的な治療はないが、栄養・食事療法と薬物療法を組み合わせた内科の治療で寛解状態を維持することが可能である。栄養・食事療法では低脂肪・低残渣食が基本で、アミノ酸まで分解した成分栄養剤なども用いられる。薬物療法では免疫抑制剤、抗TNF-α抗体などが用いられる。

潰瘍性大腸炎は20歳代に発症のピークを持つが、全年齢で発症しうる大腸粘膜のびらんや潰瘍が生じる疾患である。図1-4-64は潰瘍性大腸炎の内視鏡画像であり、粘膜全体にびらんと潰瘍が認められる。病変は直腸から連続的に口側に広がるのが特徴で炎症病変が大腸全体に及ぶこともある。下痢、血便、腹痛が主症状であり、X線検査や内視鏡検査で潰瘍性大腸炎と診断された場合は内科的薬物療法（ステロイド剤、免疫抑制剤、抗炎症作用のある薬剤）が用いられる。通常は栄養・食事療法の必要はないとされているが、少なくとも急性期には低脂肪・低残渣食が指導されることが多い。

参考文献，URL
- 日本腎臓学会・日本医学放射線学会・日本循環器学会共編：腎障害患者におけるヨード造影剤使用に関するガイドライン2012，東京医学社，2012
- 日本脳卒中学会：rt-PA（アルテプラーゼ）静注療法適正治療指針　第二版，2012
- 日本医師会雑誌，第141巻特別号(2)，2012
- http://www.jsts.gr.jp　脳卒中治療がイドライン2009，日本脳卒中学会
- http://www.nanbyou.or.jp　難病医学研究財団難病情報センター
- http://www.jsge.or.jp　日本消化器学会

内視鏡画像については，東京歯科大学市川総合病院消化器内科，岸川浩先生提供による。

第2部
疾患治療の基礎知識

第5章 治療の概要

1. 治療の種類と特徴

● 1.1 原因療法，対症療法

　治療とは，患者が罹患している疾病および疾病に付随する不快な臨床症状を取り除くことをいう。治療法には，大きく原因療法と対症療法がある。

（1）原因療法

　疾病を引き起こしている原因を特定し，その原因を完全に取り除くことにより疾病を治癒させる治療法である。例えば，C型慢性肝炎患者に対するインターフェロン療法は，インターフェロンによってC型肝炎ウイルスを排除することで慢性肝炎を治癒に導く。また，肺結核症患者に対する抗結核薬投与による結核菌の排除なども原因療法である。しかし，実際には原因が特定できても治癒させられない疾病は少なくない。例えば，全身に転移を認める末期がん患者では，疾病の原因であるがんをすべて取り除いて治癒させることはほぼ不可能である。

（2）対症療法

　原因療法が可能でない，すなわち疾病の原因を完全に取り除くことができない疾病に対して，原因を直接取り除くわけではないが，疾病による不快で不利益な臨床症状を軽減させたり，病態の進行を遅らせる治療が対症療法である。前述のように，末期がん患者では，がんをすべて取り除くことはできないが，がんによる疼痛や精神的苦痛を緩和することはできる。身近なところでは，風邪をひいて高熱に苦しむ患者に解熱剤を投与し，発熱を抑えて症状を緩和しながら患者自身の治癒力により疾病の治癒を促す。あるいは，前述のC型慢性肝炎患者でインターフェロンが使えない，あるいはインターフェロンが効かず，肝炎ウイルスの排除ができない場合に，強力ネオミノファーゲンCの静脈内注射などによって肝細胞の炎症を抑え，肝硬変や肝細胞がんへの進展を予防する治療法は対症療法である。

● 1.2 根治療法，保存療法，特殊療法

（1）根治療法

　疾病の原因を完全に取り除くことにより疾病を治癒させる治療法で，前述の原因療法に含まれる。早期胃がん患者に胃切除術を行い，がんを完全に取り除いて早期胃がんを治癒させることができる。早期胃がんを根本から治療する根治療法である。

（2）保存療法

　すべての疾病に根治療法は望ましいが，実際には根治が可能でない疾病が少なくない。そのような疾病では根治を目的としないで，現在の不快な症状の緩和，軽減

やQOL*の向上，延命を目的とした治療を行っている。これを保存療法といい，対症療法に含まれる。

　手術不能の末期胃がん患者に対する疼痛緩和のための抗がん剤投与や鎮痛剤投与などは保存療法である。あるいは，胃がんの進行によって胃の通過障害をきたした患者の少しでも食事を摂りたいという希望に応じるために，胃がんを残したまま，食事が摂れるようにバイパスを作成することも保存療法である。

（3）特殊療法

　治療の中には，保存療法にも根治療法にも分類しにくい治療法がある。透析療法，放射線治療，臓器移植，人工臓器や再生医療，遺伝子治療などは，便宜上，特殊療法として分類しているが，近年は治療法においても目覚しい進歩がみられ，新たな治療法の開発が進められている（第6章参照）。また，物理療法や精神・心理療法なども特殊療法に含まれる。

1）物理療法

　リハビリテーションの一環として行われることが多く理学療法に含まれる。電気や音波などの持つ物理的特性を生かした治療法で，筋肉痛や神経痛に対する温熱療法や電気療法などがある。

2）精神・心理療法

　現代は，何らかのストレスと対峙しながら生活している人が多くなってきている。そうしたストレスや社会環境から生み出される精神状態が疾病を引き起こしたり，疾病を増悪させている場合がある。こうした患者の精神・心理状態を十分に把握し，カウンセリングなどにより心の側から疾病治療を行う治療法である。

■QOL
quality of life の略。生活の質，と訳される。

2. 治療計画・実施・評価

　疾病治療においては，治療の質（医療の質）を保証し，継続的に向上させていく観点から，以下のPDCAサイクルを有効に機能させながら治療を進めることが重要である。

Plan（P：計画）：これまで蓄積したエビデンスをもとに，治療効果を最大限に発揮できる治療計画を作成する。治療計画の作成にあたっては，患者の病状を考慮することは当然であるが，患者の置かれている環境にも十分配慮する。

Do（D：実施）：作成した治療計画に沿って治療を実施する。

Check（C：評価）：治療計画通りに治療が行われているかを確認する工程である。同時に，モニタリングにより治療効果が十分に認められるか，および有害事象発現（治療継続中に見られる不快や苦痛な臨床症状，各種検査異常，薬の副作用など）の有無を確認，評価する。

Act（A：改善）：実施した治療の効果が乏しい，あるいは，有害事象のために治療が継続できないと評価した場合には，速やかに治療計画を再検討する。

●2.1 治療の適応・選択

疾病治療を始める前に治療計画を作成する。治療計画を作成するためには，あらゆる角度から患者の病状に関する情報を収集し，それをもとに疾患診断を行い，診断結果から治療の適応を判断し治療法を選択する。治療法の選択では，原因療法と対症療法のどちらを選択するのかを決め，そのうえで栄養・食事療法，薬物療法，手術療法あるいは，その他の治療法のいずれを選択するかを具体的に決める。

治療計画を立てる際には，治療計画案をあらかじめ患者および家族に十分説明しておく。これから行う治療法の利点のみならず危険性や起こりうる有害事象，さらには代替治療法の有無について十分に説明したうえで同意（インフォームド・コンセント）を得ることが必須で，治療をスムーズに進めるためにも重要である。また，治療計画の作成，治療の実施にあたっては，個人の考えのみに偏らないように，可能な限りチーム医療で進めていくことが望ましい。

●2.2 治療の実施・モニタリング・評価

治療計画に沿って治療を実施する。治療を実施したら，患者の訴えに耳を傾け，新たな臨床症状の出現や変化に注意を払い，身体所見や検査所見をモニタリングする。また，有害事象もチェックし，現在進めている治療法を総合的に評価する。治療効果が認められれば，治癒に向かっていると考えられるため現在の治療を継続し，治癒が得られれば終了する。一方，治療効果が予測通り認められない，あるいは有害事象のために治療を継続することが難しいと判断すれば，速やかに治療計画を再検討することが重要である（図2-5-1）。

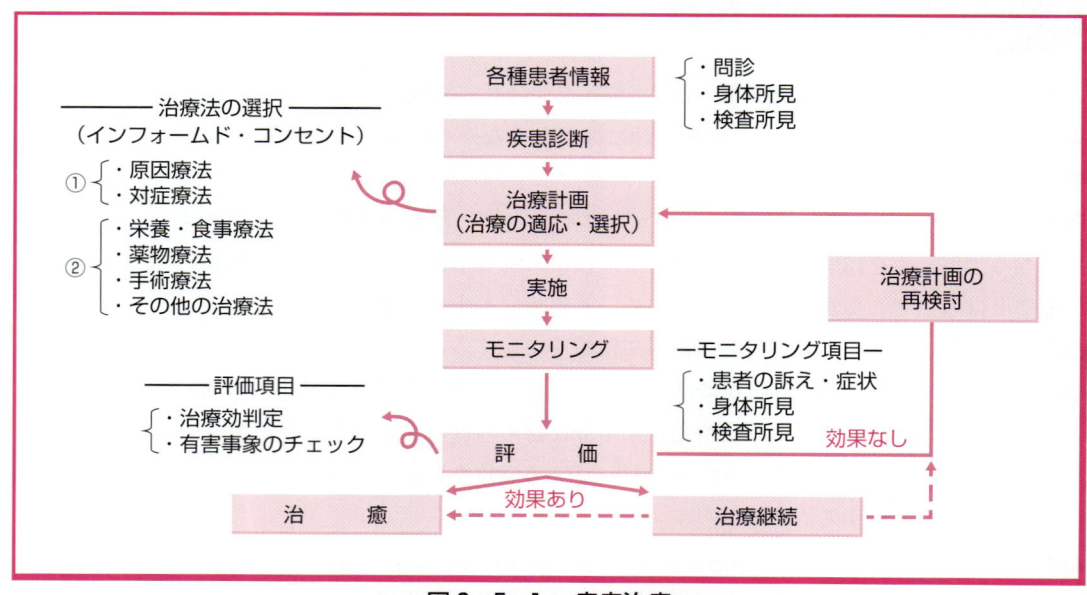

図2-5-1　疾病治療

3. NSTにおける栄養管理

●3.1 NSTにおける栄養管理の流れ

　栄養サポートチーム（NST）は，入院時栄養スクリーニングの実施により栄養状態を判定し，リスク者へ早期に適切な栄養管理を実施しなければならない（図2-5-2）。ヒトは食品中の栄養素を摂取し消化・吸収することで体内に取り込み，エネルギーの産生をはじめとした物質代謝を営むことによって生命を維持している。

　生存，成長，活動，生殖，授乳などのヒトの生理機能は，摂取した物質の小分子を大分子にする同化と，大分子を小分子にする異化分解反応により維持されているが，材料となる栄養素が不足している状態ではさまざまな身体の異常が出現することになる。

　栄養不良とは，摂取する栄養素の不足や需要増大による体内での生化学反応過程の障害により生じる病的状態のこととされる。

　患者の栄養状態は疾患に起因する摂食障害や消化・吸収障害や通過障害，代謝障害などの要因により低下する。栄養状態の悪化は予後に大きな影響を与えることから，臨床では入院時にすべての患者を対象に栄養スクリーニングを実施し，栄養不良の患者，治療中に栄養障害を伴う可能性がある患者をNST症例として抽出する（入院時初期評価）。抽出された患者に対して管理栄養士，看護師，薬剤師，各検査技師などのチームで栄養アセスメント（二次評価）を行う。二次評価により栄養状態を把握した後は，NSTメンバーで症例を検討し，栄養管理法，投与エネルギー（熱量）・各栄養素の補給量，栄養管理計画を作成する。

　入院時にNST対象患者とされない場合であっても，入院中に栄養状態が悪化する場合に備えて定期的な栄養スクリーニングが必要となる。

　患者個々の栄養状態は栄養素の欠乏状態により分類される。①特定の栄養素の欠乏状態，②数種類の栄養素の欠乏状態，③特定の栄養素の過剰状態，④数種類の栄養素の過剰状態，⑤栄養素相互のバランスが崩れた状態の5区分である。栄養治療は栄養不良の区分を確認し，個々に適切に対応することになる（表2-5-1）。

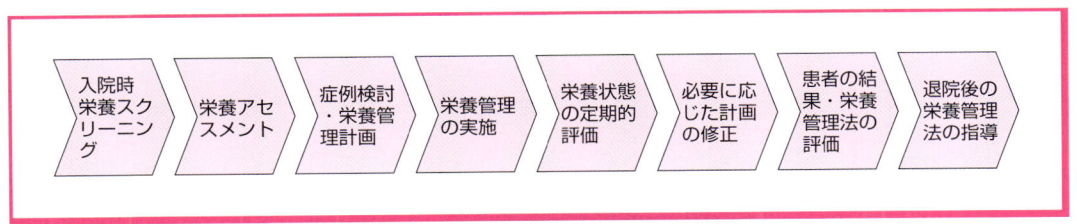

入院時栄養スクリーニング → 栄養アセスメント → 症例検討・栄養管理計画 → 栄養管理の実施 → 栄養状態の定期的評価 → 必要に応じた計画の修正 → 患者の結果・栄養管理法の評価 → 退院後の栄養管理法の指導

図2-5-2　NSTにおける栄養管理
（東口髙志編著：NST活動のための栄養療法データブック，p.22，中山書店，2008より一部改変）

表2-5-1 栄養状態の区分

特定の栄養素の欠乏状態	ビタミン欠乏症，微量元素欠乏症（例：鉄欠乏性貧血，亜鉛欠乏症など），必須脂肪酸欠乏症
数種類の栄養素の欠乏状態	栄養失調・飢餓（例：たんぱく質・エネルギー低栄養状態：PEMなど）
特定の栄養素の過剰状態	ビタミン過剰症，重金属過剰症（例：ビタミン中毒など）
数種類の栄養素の過剰状態	過栄養（例：肥満）
栄養相互のバランスが崩れた状態	栄養不均衡（例：アミノ酸インバランスなど）

（近藤和雄・中村丁次編著：臨床栄養学Ⅰ基礎編，p.13-40，第一出版，2005）

●3.2 栄養アセスメント

　栄養治療を実施するには，栄養状態の評価指標を確認するために身体測定や種々の検査および臨床診査，栄養・食事の摂取状況の聞き取りや確認を行った結果により，治療方針を決定する。

　栄養治療を展開する場合，さらに詳細な観察が必要である。具体的には，①異常の出現部位（体のどこに），異常の症状（どのような）を確認する。さらに，②症状の原因は何か，③臓器，器官のどの部位，組織に異常が現れているか，④摂食機能に関係しているか（嚥下障害など），⑤消化・吸収障害か，⑥栄養代謝障害か，⑦栄養状態を表す臨床検査値などのマーカーの確認，⑧摂食状況と欠乏が予測される栄養素を検討し予測する。その結果から栄養治療（療法）の目標と栄養補給計画をシートに記入し，チームスタッフはその情報を共有する。

（1）栄養スクリーニングツール

　入院時初期評価を実施する場合，多くの施設で下記に示す栄養スクリーニング法

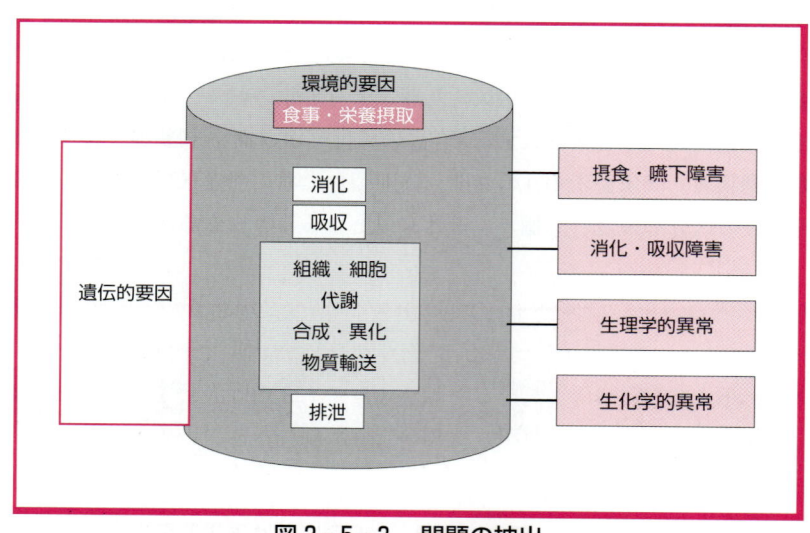

図2-5-3　問題の抽出
（丸山千鶴子・中屋豊編著：ビジュアル栄養療法，p.3，南江堂，2012を参考）

1）主観的包括的アセスメント（SGA：subjective global assessment）

SGAは，特別な器具や装置を用いることなく，患者の病歴と身体所見のみから実施可能な栄養アセスメント法である。わが国では専ら栄養スクリーニングに用いられている。SGAは，身体計測値や血清アルブミン濃度など客観的栄養指標とよく相関し，軽度な低栄養患者の抽出は困難であるが，中等度以上の低栄養患者を効率よくスクリーニングできるという特徴がある（巻末付表1参照）。

2）客観的データアセスメント（ODA：objective data assessment）

SGAでスクリーニングし，ODAとして，①身体計測，②血液・尿生化学検査，③免疫能検査，④機能検査（握力，呼吸機能等）によって確認するという形式が最も多く用いられている。

3）MNA®：mini nutritional assessment

MNA®は，高齢者の栄養状態を評価するツールとして，現在，病院や施設，在宅などにわたり，世界中で最も多く使用されている。詳細な問診，身体機能と**精神的・心理状況**などから判定する。栄養アセスメント設問項目が改良され，6項目とされた。表2-5-2に特徴をまとめた。

MNA®については，MNA®を考案したNeslé Nutrition Insutituteのホームページにて各国語版が公開されており，日本語版も掲載されているので，参照されたい。

http://www.mna-elderly.com/mna_forms.html

表2-5-2　MNA®の特徴

① 高齢者（65歳以上）用の栄養アセスメント（評価）ツールである。
② わずか6項目の設問で適切に栄養状態を評価することができる。
③ 質問項目が少なく4，5分で評価することができる。
④ 特別な知識がなくても評価できる。
⑤ 特別な知識が必要ないため，在宅で患者自身や家族が使用できる。
⑥ 世界20か国の言語に翻訳され，世界中で使用されている。
⑦ 体重が計れないなど寝たきりの場合も評価できる。

4）MUST：malnutrition universal screening tool

MUSTは英国経腸静脈栄養学会が提案したツールである。①BMIスコア，②体重減少率，③栄養摂取状況によって判定する。高齢者に使用される。スコア化により判定も容易であるが，設定された数値が日本人の体型にあっているかどうかが問題とされ，入院時栄養スクリーニングに応用するには課題があるとされる。

（2）栄養不良の原因

1）咀嚼・嚥下障害

摂食とは，食物を認識し口腔内に取り込み，咀嚼・嚥下し，食道を通過し胃に送り込む一連の流れである。①先行期（認知），②準備期（咀嚼），③口腔期，④咽頭期，⑤食道期からなり，②～⑤の段階に障害がある場合が咀嚼・嚥下障害である

Step 1	BMIスコア		Step 2	体重減少率		Step 3	最近の栄養摂取状態	
			過去3〜6カ月間の意図しない体重減少率			5日間以上の栄養摂取を障害する可能性のある急性疾患の存在		
BMI (kg/m²)		スコア	%		スコア			スコア
>20 (>30肥満)	=	0	<5	=	0	無	=	0
18.5〜20	=	1	5〜10	=	1	有	=	2
<18.5	=	2	>10	=	2			

Step 1 + Step 2 + Step 3
↓

Step 4	栄養障害の危険度の診断
	Step 1〜3のスコアを合計し，栄養障害の危険性を診断する
	スコア 0 = 危険度低，スコア = 1 危険度中等度，スコア 3 以上 = 危険度高

Step 5	栄養管理法の選択基準		
Score 0（危険度低）	特別な管理を要しない	標準的な患者管理を行う．スクリーニングは入院中は週1回程度でよい
Score 1（危険度中等度）	経過観察	厳重な観察が必要．食事摂取の状況に改善がみられなければ介入を要することもある
Score 2 以上（危険度高）	栄養療法を施行	栄養士あるいは NST による積極的な介入を要する

図 2-5-4　MUST による栄養障害の診断

（日本静脈経腸栄養学会編：静脈経腸栄養ハンドブック，p.107，南江堂，2011）

(p.21参照)．高齢化により対象患者は増加しており，咀嚼・嚥下に関する筋力低下による噛む動作が困難になったり，舌運動の障害により食塊形成が不十分であったり，歯の欠損により噛む力が弱くなることで，食事摂取量が減少，むせ，誤嚥による肺炎をきたしたり栄養障害の大きな要因となる（表2-5-3）．嚥下障害に対応した食形態の改善と嚥下訓練による誤嚥のリスクに対応した治療が必要である．

　2）消化・吸収障害

　摂取した食物を消化・吸収する過程では種々の要因による吸収障害により，糖質，たんぱく質，脂質（三大栄養素）やビタミン，ミネラルなどの栄養障害を呈する（表2-5-4）．

　3）代謝障害（生理的・生化学的異常）

　栄養アセスメントでの血液・生化学評価では，たんぱく質代謝評価項目として体たんぱく質量を評価するために必要なクレアチニン身長係数，アミノ酸分析，分岐鎖アミノ酸/チロシンモル比（BTR）を使用する．たんぱく合成・分解の評価として窒素平衡（N-balance），内臓たんぱく質の合成能の評価として血清アルブミン値，RTP（rapid turnover protein）が用いられる．

　脂質代謝評価項目として血清脂質（中性脂肪，遊離脂肪酸），糖代謝評価項目として血糖，ヘモグロビン（Hb）値，HbA1cを，免疫能評価項目として総リンパ球数，

表2-5-3　咀嚼・嚥下障害の原因

器質的原因（口，咽頭，食道の構造・形態に肉眼的な異常を認める）
口内炎，舌炎，扁桃腺炎，咽頭炎，口腔・咽頭腫瘍，食道炎（逆流性食道炎），食道潰瘍，食道腫瘍，外部からの圧迫（脊椎，腫瘍など）
機能的原因（口，咽頭，食道の構造・形態に肉眼的異常は認めない）
脳梗塞，脳出血，脳腫瘍，多発性硬化症，パーキンソン（Parkinson）病，アカラシア，シェーグレン（Sjögren）症候群，強皮症，全身性エリテマトーデス（SLE），薬の副作用
精神・心理的要因
神経性食欲不振症，認知症，うつ病，うつ状態

（日本栄養改善学会監修，中村丁次・川島由紀子・加藤昌彦編：臨床栄養学 第5巻，p.231，医歯薬出版，2013より）

表2-5-4　吸収不良症候群の部位と栄養素の関係

部位	疾病名	症状	栄養素
胃	胃切除後	胃酸の減少 内因子の欠乏 盲管症候群	たんぱく質・脂肪の分解障害 Fe^{3+}還元障害 細菌増殖によるビタミンB_{12}の消費
肝臓	肝疾患 胆嚢切除後 閉塞性黄疸	胆汁量の減少	脂肪の吸収障害
膵臓	慢性膵炎 膵切除後	膵液の減少	脂肪，たんぱく質，糖の吸収障害
大腸	回盲部切除 クローン病		ビタミンB_{12}吸収障害 胆汁酸の再吸収障害
小腸	セリアック病 医原性 腸管の広範な病変 全身疾患	吸収面積の減少	たんぱく質，脂肪，炭水化物の吸収障害 ビタミンの吸収障害

血液検査評価項目としてHb値，赤血球指数，その他血清C反応性たんぱく，白血球数，間接熱量計によるエネルギー消費量測定，身体計測を実施し，栄養不良状態を判定する。その結果からエネルギー必要量を算定し，各栄養素の配分を決定する。

●3.3　栄養ケア計画と実施・評価

以下に初期評価から再評価までをまとめた。

初期評価

① 患者1日当たりの必要エネルギー量を算出する。（基礎エネルギー量，ストレス（傷害）係数，活動係数から算出　＊間接熱量計を用いて，エネルギー代謝の評価をし，エネルギー消費量，炭水化物や脂質の消費量を算出する。呼吸商：RQによりエネルギー基質の投与を決定する）

② 患者1日当たりの摂取エネルギー量を算出する。（食事摂取量，経腸・静脈栄養量

から算出）
③ エネルギー充足率を算出する。（入院後3日以内に充足しているかを調べる）
④ 現在の水分・たんぱく質・脂肪・炭水化物摂取量を調べる。
⑤ 栄養摂取ルートを評価する。（経口摂取の可否，消化管の状態，誤嚥の危険性の有無）
⑥ 栄養摂取困難の原因を推定する。

栄養治療計画
① 消化管機能に従い経口摂取，経腸栄養，静脈栄養の投与ルートを決定する。
② 栄養・食事療法実施の期間を推定する。
③ 栄養必要量，栄養組成，開始量をそれぞれ決定する。（refeeding syndrome*に注意する）
④ 病態に応じて適切な食事メニュー・経腸栄養剤・輸液剤組成を決定する。

栄養・食事療法の実施
① 栄養計画に基づいて栄養・食事療法を実施する。
② 栄養管理中は栄養・食事療法の合併症を未然に防止し，適切に実施する。

再評価
① 評価項目に基づいて再評価を行う。
② 栄養・食事療法を実施しているにもかかわらず改善が認められない場合や，栄養・食事療法実施上何らかの問題がある場合には，NSTの助言を求めて計画を変更する。

■ refeeding syndrome
長期間絶食状態が続き低栄養状態に陥った患者に，急速に栄養補給を行った際に発生する一連の代謝性合併症の総称である。低カリウム血症・低マグネシウム血症からくる不整脈，低リン血症による貧血や痙攣，さらに横紋筋融解が起こり呼吸機能低下もみられる。また，水分貯留も発生する。過量のブドウ糖投与により，著明な高血糖およびそれに伴う浸透圧利尿で脱水をきたすこともある。それぞれの症状の機序については，成書を参照されたい。

エネルギー必要量：基礎代謝量か間接熱量計で測定して，安静時エネルギー代謝量を基準に次式で算定する。
　基礎代謝（kcal/kg/日）×活動係数×ストレス（傷害）係数
　安静時エネルギー代謝量×活動係数
たんぱく質：食事摂取基準（2015年版）では，0.9g/kg体重/日（成人）
　ストレスの程度によって1.2g～2.0g/kg/日とする。腎疾患，肝硬変非代償期では0.6～0.8g/kg体重/日とする。静脈栄養，経腸栄養では非たんぱくカロリー/窒素比を指標とするが一般には150～200，腎疾患時ではおおよそ300である。
脂　質：エネルギー比として20～30%とする。脂質異常症ではガイドラインに準じる。

文　献
・日本栄養改善学会監修，中村丁次・川島由紀子・加藤昌彦編：臨床栄養学第5巻，p.6-9，医歯薬出版，2013
・丸山千鶴子・中谷豊編著：ビジュアル栄養療法，p.2-10，南江堂，2012
・東口髙志：NST活動のための栄養療法データブック，p.22-48，中山書店，2008
・大柳治正：やさしく学ぶための輸液・栄養の第一歩（第三版），日本静脈経腸栄養学会・大塚製薬，2008
・medicina，臨床栄養Update2011，2011；48（3）；366-369
・日本静脈経腸栄養学会：静脈経腸栄養ハンドブック，p.23-161，南江堂，2011
・臨床栄養，2012；120（3）

第6章 治療の方法

1. 栄養・食事療法

●1.1 栄養・食事療法の必要性

（1）栄養・食事療法の効果

栄養・食事療法は治療の根本であり、栄養状態が不良な場合は治療成績に影響する。栄養障害が進行すると、まず**筋肉量の減少**を引き起こし、**内臓たんぱくの減少**を招く。さらに進行すると**免疫能が低下**し、感染症など合併症を発症しやすくなる。そして、**創傷治癒遅延**を認め、結果的には**臓器障害**、さらに**生体適応の障害**を認め、最終的に死に至る（図2-6-1）。つまり、適正な栄養・食事療法は、栄養状態を維持し疾患の治療の促進や合併症の予防につながる。その結果、入院期間は短縮し、患者の予後改善、医療費の削減につながる。

（2）栄養サポートチーム（NST）の必要性

近年では患者の高齢化が進み、重症患者が増加している。高齢者は生理的に骨格筋が減少しており、侵襲による栄養障害のリスクが大きい。そのため、迅速かつ確実に栄養状態を維持・改善するためには多職種による栄養管理が必要である。質の高いNST活動を行うために、NSTのメンバーがそれぞれの専門性を持って患者の栄養管理に従事する必要性が高まっている。

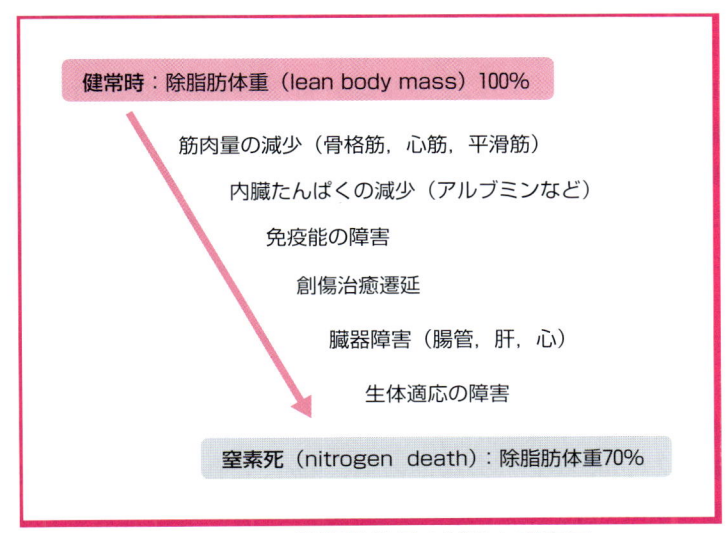

```
健常時：除脂肪体重（lean body mass）100%
  ↓
  筋肉量の減少（骨格筋，心筋，平滑筋）
  内臓たんぱくの減少（アルブミンなど）
  免疫能の障害
  創傷治癒遷延
  臓器障害（腸管，肝，心）
  生体適応の障害
  ↓
窒素死（nitrogen death）：除脂肪体重70%
```

図2-6-1　除脂肪体重の減少と窒素死

（日本静脈経腸栄養学会編：コメディカルのための静脈・経腸栄養ガイドライン，p.5，南江堂，2001）

1.2 栄養アセスメント

（1）栄養アセスメントの概要

栄養・食事療法を適切に実施するためには，栄養障害の程度を詳細に診断する。**栄養アセスメント**とは，患者の栄養状態を複数の栄養指標・臨床指標を多角的に組み合わせて評価することである。栄養アセスメントに用いられる指標には，病歴，栄養一次情報（栄養歴），身体計測，身体所見および臨床検査などがある。

（2）栄養アセスメントの項目

1）病　歴

病歴は，患者の背景を知るために重要であり，現病歴，既往歴，手術歴，内服薬，社会経済的状況などである。

2）栄養一次情報（栄養歴）

栄養一次情報とは，患者の入院前の食事摂取状況（食事内容，摂取量の変化），食欲，体重の変化，ADL（日常生活動作）*，消化器症状，嚥下機能，嗜好などがある。特に，食事摂取量の変化は，いつからどれくらいの変化があったかを把握することが重要である。また，嚥下機能を把握することで，入院後の栄養投与方法や食事形態の調整の必要性を検討する。さらに，詳細なADLの情報から，活動量や骨格筋の有無が評価できる。

3）身体計測

身体は，体内水分，脂肪，除脂肪体重（LBM：lean body mass）などの身体成分からなり，その個々の身体構成成分の評価が必要である。身体計測値として，身長，体重，体重減少率，BMI，**上腕周囲長（AC）**，**上腕三頭筋部皮下脂肪厚（TSF）**，**上腕筋囲（AMC）***，**上腕筋面積（AMA）***などがあり，脂肪の貯蔵状態や骨格筋量を推定することができる。信頼性の高い計測値を得るためには，浮腫や腹水などの有無を確認したうえで測定することや測定者間の誤差をできるだけ少なくする。

4）身体所見

身体所見は，浮腫や腹水，褥瘡，口腔内の異常，特定の栄養素欠乏に関連した所見などがあげられる。特に，皮膚や爪の状態はビタミンや微量元素の欠乏を示す（表2-6-1）。管理栄養士もベッドサイドで患者に触れることで皮膚や爪の状態を評価する。

5）臨床検査（生化学検査）

臨床検査は，血液，尿などの体液を科学的に分析することであり，臨床現場で最も簡便で有用な情報として利用される。栄養状態だけでなく，肝臓病，腎臓病，糖尿病，心臓病，高尿酸血症などの疾患診断や治療効果，病態の程度や予後の判定などに用いられる。

栄養アセスメントは，複数の栄養指標・臨床指標を組み合わせて，多角的に行

■ ADL
activities of daily livingの略。食事や衣服の着替え，移動，排泄，入浴などの生活での基本的行動のこと。

■身体計測値の計算式
$AMC(cm) = AC(cm) - 3.14 \times TSF(mm)/10$
$AMA(cm^2) = AMC(cm)^2 / 4 \times 3.14$

表2-6-1　栄養素欠乏に関連する身体所見

欠乏症状	疑われる不足栄養素
衰弱	エネルギー，たんぱく質
腹部膨満	エネルギー，たんぱく質
浮腫	たんぱく質，ビタミンB_1
褥瘡・創傷治癒遅延	たんぱく質，ビタミンC，亜鉛
蒼白	葉酸，鉄，ビタミンB_{12}
皮膚角化症	ビタミンA，C
皮膚のはがれ，落屑，うろこ状皮膚	エネルギー，たんぱく質，ナイアシン，リボフラビン（ビタミンB_2），亜鉛，ビタミンA，必須脂肪酸
打撲傷・紫斑病	ビタミンC，K，必須脂肪酸
パラフィン紙様皮膚	たんぱく質
スプーン状の爪	鉄
横線のある爪	たんぱく質
舌炎	リボフラビン，ナイアシン，葉酸，ビタミンB_{12}
口唇症	ビタミンA，C，K，葉酸，ナイアシン
味覚異常	亜鉛，ビタミンA

う。詳細な栄養アセスメントを施行し，栄養ケア計画を作成して適切な栄養・食事療法を実施する。

●1.3　栄養ケア計画

(1) 栄養投与量の決定

栄養投与量は，全体としてエネルギー投与量を決定してから各栄養素の投与量をそれぞれ算出する。

1) エネルギー投与量

エネルギー投与量は，患者のエネルギー必要量に基づいて決められ，エネルギー必要量は，基礎代謝量，活動状態，ストレスの程度などで変動する。基礎代謝量とは，「身体的にも精神的にも安静な状態で生命を維持するのに必要な生理的に最小のエネルギー代謝量」と定義されている。基礎代謝量を厳密に測定することは容易でなく，一般的には簡易計算式が用いられる。臨床において，Harris-Benedictの式を用いて，性別，身長，体重，年齢から算出する方法が一般的である。

エネルギー必要量は「基礎代謝量×活動係数×ストレス係数」というLongの式を用いることができ，これは活動強度に応じた活動係数および，疾患あるいは病態に応じたストレス係数を乗じ算出する（表2-6-2）。

また，基礎代謝量の簡易計算式として，体重（kg）×25～30 kcalを乗じて算出する方法や，間接熱量測定を用いて，被験者の呼気・吸気の分析から，安静時エネ

表2-6-2　エネルギー投与量の算出方法

Harris-Benedict の式
男性：基礎代謝量＝66.47＋13.75Wt＋5.0Ht－6.75A 女性：基礎代謝量＝655.1＋9.56Wt＋1.85Ht－4.68A 　　　Wt：体重（kg），Ht：（身長），A：年齢
活動係数（AF：activity factor）
寝たきり：1.0，歩行可：1.2，労働：1.4～1.8
ストレス係数（SF：stress factor）
術後3日間　軽　度：1.2 → 胆嚢・総胆管切除，乳房切除 　　　　　　中程度：1.4 → 胃亜全摘，大腸切除 　　　　　　高　度：1.6 → 胃全摘，胆囊切除 　　　　　　超高度：1.8 → 膵頭十二指腸切除，肝切除，食道切除 臓器障害 → 1.2＋1臓器につき0.2ずつ上昇（4臓器異常は2.0） 熱　　傷 → 熱傷範囲10％ごとに0.2ずつ上昇（最大値は2.0） 体　　温 → 1.0℃上昇ごとに0.2ずつ上昇 　　　　　　（37℃：1.2，38℃：1.4，39℃：1.6，40℃以上：1.8）

（近森病院 Registered Dietitian Manual Vol.1, 2003）

ルギー消費量を算出する方法などもある。

2）水分投与量

　水分の必要量は通常，排泄量と同量と考えられており，排泄される水分として尿と便および不感蒸泄がある。そのため，適正な水分投与量を決定するには日々の尿量や便量の評価をすることが重要である。水分投与量は，一般的に体重当たり30～40 mL/日と算出されている。そのほかに，必要エネルギー量を求めて，1 mL×エネルギー（kcal/日）として水分必要量を算出する方法や，1,500 mL×体表面積（m^2）として算出する方法もある。

　水分量は，脱水状態では増量する必要があり，逆に心不全や呼吸不全，腎不全などで制限が必要な場合もある。水分投与量は，体重，体組成，体内水分量，病態によって異なるため，厳重なモニタリングを行って調整する。

3）各栄養素の投与量

　① たんぱく質（アミノ酸）　たんぱく質は細胞の構造や機能に重要な役割を果たす。通常，たんぱく質のエネルギー比率は10～20％程度であり，たんぱく質摂取の過剰により腎臓への負担が増大することもある。投与量として，体重当たり0.8～1.0 g/日を基準とし，病態およびストレスの程度に応じて増減する。特に，褥瘡や熱傷，透析患者の場合は，たんぱく質必要量が増大するため，腎機能障害が認められない場合は，たんぱく質投与量を調整する。摂取したたんぱく質が体たんぱく質の合成に利用されるためには，たんぱく質以外のエネルギー，すなわち炭水化物や脂質が十分投与されていることが必要である。

　② 炭水化物　炭水化物はエネルギー比率として50～60％と最も多くを占める。炭水化物は生体内でグルコース（ブドウ糖）となり，血糖を維持するだけなく，身

体のほとんどの組織でエネルギー源として利用される。炭水化物が血糖上昇に最も影響するという考えから，糖尿病患者に対して血糖値や摂取する炭水化物の量などから投与インスリン量を調整する**カーボカウント***の考えが広まっている。炭水化物はエネルギー確保に必要な栄養素であり，過不足なく摂取することが重要である。

③**脂　質**　脂質は**エネルギー源として重要で，エネルギー比率として20〜40%**を占める。脂質は1g当たり9 kcalと高エネルギーで，効率的なエネルギー投与が可能となる。脂質の特徴として，リン脂質は細胞膜に多量に存在し細胞膜の脂質二重層を形成する。必須脂肪酸は欠乏すると成長発育障害，皮膚病変，免疫機能の低下などの症状を呈するため，長期絶食患者や，中心静脈栄養投与患者では注意が必要である。

（2）栄養投与方法

栄養素を摂取する方法として**経腸栄養法，静脈栄養法**に大別される。また，経腸栄養法は，**経口摂取**と**経管栄養法**に分けられる。さらに経管栄養法はカテーテルの留置位置により，経鼻胃アクセス，経鼻十二指腸アクセス，経鼻空腸アクセス，消化管瘻アクセス（食道瘻，胃瘻，空腸瘻など）がある。経口摂取が困難な場合でも，消化管瘻アクセスの普及により長期の経腸栄養が容易に実施できるようになった。

栄養・食事療法の大原則は，「腸が機能している場合は腸を使う」である。消化管が機能していない場合は，静脈栄養を選択し，短期間の場合は，**末梢静脈栄養**（peripheral parenteral nutrition：**PPN**）を開始し，消化管の機能回復後に経腸栄養への移行を検討する。消化器機能の回復が長期間にわたる場合は，**中心静脈栄養**（total parenteral nutrition：**TPN**）により必要な栄養量を輸液から投与する（図2-6-2）。

1）経腸栄養法

経腸栄養法は，静脈栄養法とは異なり，腸管上皮から栄養素を吸収することで，腸管粘膜の萎縮を予防し，細菌やその産生毒物の腸管通過（**バクテリアル・トランスロケーション**）を防ぐ効果がある。

①**経口摂取**　口から食事を摂取することが最も生理的で消化・吸収のよい栄養摂取法である。しかし，嚥下障害や意識障害を有する場合は困難となる。咀嚼が困難でも誤嚥のリスクがない場合は，**経腸栄養剤**の飲用やゼリー状にして摂取することが有効な栄養摂取となる。成分栄養剤を摂取する場合では，アミノ酸の味，臭いに対処する必要があり，近年種々のフレーバーが販売されており利用するとよい。長期に摂取する場合は，経腸栄養剤の味に飽きて摂取栄養量の減少が起きる（taste fatigue）。この場合は，他の投与法を併用しなければ必要栄養量が確保できない。主な経腸栄養剤を表2-6-3にまとめた。

意識レベルや嚥下機能に問題がなくても，消化管出血や消化器術後により腸管の使用が困難な場合は，静脈栄養法を選択し腸管機能の回復を待って経口摂取への移行を検討する。

■**カーボカウント**
　栄養・食事療法のひとつ。食品の中で，食後の血糖上昇に最も影響を与えるものが炭水化物（carbohydrate）であるという事実から，食事中の炭水化物量を把握し（counting），糖尿病の食事管理に利用する方法。

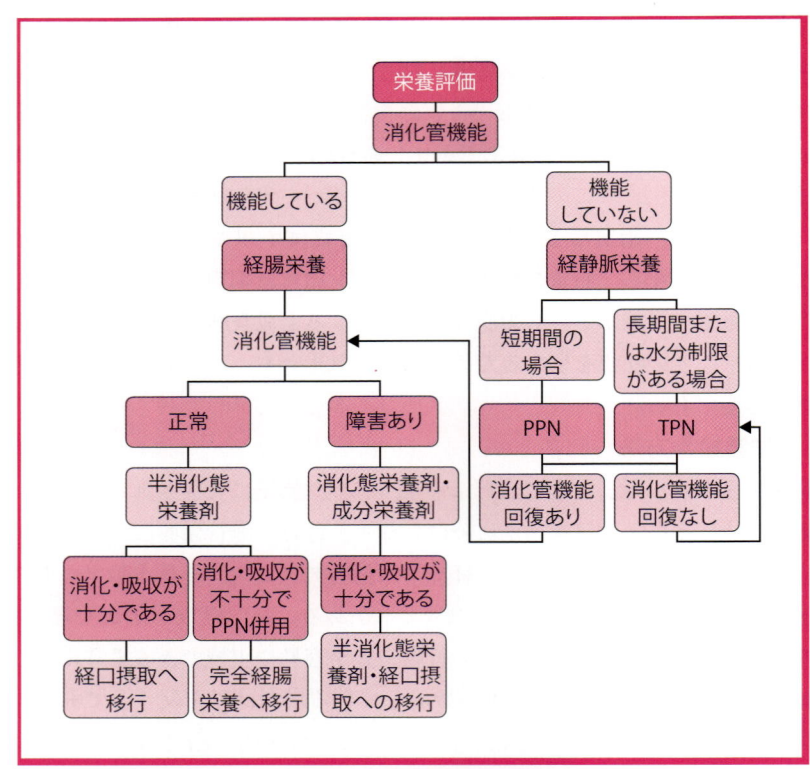

図2-6-2　栄養投与方法の選択
(A.S.P.E.N Board of Directors and The Clinical Guidelines Task Force. Guidelines for the Use of Parenteral and Enteral Nutrition in Adult and Pediatric Patients. JPEN J Parenter Enteral Nutr, 2002；26（2）；1SA-138SA., 改変)

表2-6-3　主な経腸栄養剤の組成（100 kcal 当たり）

商品名	容量(mL)	たんぱく質(g)	脂質(g)	炭水化物(g)	食物繊維(g)	浸透圧(mOsm/L)	備考
成分栄養剤							
エレンタール	100(26.7g)	4.4	0.17	21.1		760	80 g ＋水で計300 mL 1 kcal/mL
消化態栄養剤							
ツインラインNF	100	4.1	2.8	14.7		596〜640	A液200 mL＋B液200 mL 1 kcal/mL
半消化態栄養剤							
ラコールNF	100	4.38	2.23	15.62		400	200 mL 1 kcal/mL
エンシュアリキッド	100	3.5	3.5	13.7		360	200 mL/缶 500 mL/バッグ 1 kcal/mL

② **経管栄養法**　経口摂取困難の場合，栄養補給は消化管の機能が正常である場合チューブを消化管に留置する経管栄養の適応となる。経腸栄養が禁忌であり，静脈栄養の絶対適応は，汎発性腹膜炎，腸閉塞，難治性嘔吐，麻痺性イレウス，難治性下痢，活動性の消化管出血などがある。投与する栄養剤は，消化器症状の有無，消化管機能の維持，既往歴，病態等から，**成分栄養剤**，**消化態栄養剤**，**半消化態栄養剤**などから選択する。その他に，グルタミンやアルギニンなどの特有な栄養素を多く含んだ粉末の食品を水で溶解し投与することもある。

栄養投与アクセスは，鼻腔からカテーテルを胃内に挿入する経鼻胃アクセスが多く，その他十二指腸や空腸内に挿入することもある。また，経腸栄養法が長期にわたり必要な場合は，胃壁に造設した胃瘻からの投与も選択される。

③ **経鼻チューブ**　経鼻チューブは経口摂取困難で，4～6週間以内の短期間に経腸栄養投与を必要とする患者に適応となる。チューブを選択する場合，細すぎると詰まりやすく，太すぎると鼻腔や消化管の生理的狭窄部位に「びらん」ができるなどのリスクがあることから，チューブサイズは8～12 Frを選択する。逆流や誤嚥のリスクがない場合は経鼻胃チューブを，リスクがある場合は経鼻十二指腸・空腸チューブとする。栄養剤投与前に確実に消化管に留置されていることを確認する必要がある。

④ **胃瘻（経皮内視鏡的胃瘻造設術：percutaneous endoscopic gastrostomy：PEG）**　長期間（4～6週間以上）経管栄養の必要性がある場合，腹壁を介して直接胃内にチューブを留置する方法である。胃切除の既往がない患者に適応される。胃瘻は経腸栄養剤投与ルートとしては，貯留や排出調節機能を有することから最も適切なルートであるが，逆流による誤嚥のリスクがあることを考慮しなければならない。

⑤ **空腸瘻（経皮内視鏡的空腸瘻造設術：percutaneous endoscopic jejunostomy：PEJ）**　空腸瘻とは腹壁を介して空腸にチューブを留置する方法である。手術により直接空腸内に留置する方法と，PEGを介してチューブを留置する方法がある。手術による方法は，胃がん，食道がん，膵臓がんなどの手術に際して術後の栄養補給のために行うことが多い。胃と異なり空腸では貯留能が小さいため，経腸栄養剤を持続して投与する必要がある。逆流による誤嚥のリスクは小さいが，留置チューブは細いものを使用するため半消化態栄養剤の長期投与ではチューブが詰まるリスクが高い。

2）**静脈栄養法**

静脈栄養法は，末梢静脈栄養と中心静脈栄養があり，末梢静脈栄養は末梢静脈から糖濃度10～12％の維持液にアミノ酸製剤や脂肪乳剤を加えて投与することが特徴である。中心静脈は，鎖骨下静脈，内頸静脈あるいは大腿静脈からカテーテルを挿入して，高エネルギー，高濃度，高浸透圧の輸液を投与する。腸管が使用できない場合や短期間に限定して実施する必要がある場合があり，後者では末梢静脈栄養の適応となる。

表2-6-4　TPNの適応と禁忌

適　応
① 消化・吸収障害のため腸管が使用不能となる疾患 　クローン病，多発性小腸瘻，小腸潰瘍，短腸症候群，盲管症候群，乳児下痢症，たんぱく漏出性胃腸炎，放射線腸炎などの疾患
② 大量化学療法・放射線療法を受けている患者，骨髄移植を受けた患者
③ 急性または再発性膵炎
④ 腸管の使用不能，腸管よりの十分な消化・吸収を期待できない状態

禁　忌
① 腸管が十分な消化・吸収能を有する症例
② 栄養治療を施行しても改善がみられないような，全身状態が低下した末期がん患者

（岡田正監修：最新栄養アセスメント・治療マニュアル，p.43-44，医学書院，2002）

① **末梢静脈栄養**（peripheral parenteral nutrition：PPN）　PPNは，末梢血管から投与可能な浸透圧の低い輸液製剤を用いて末梢静脈から投与する。期間は2週間以内の短期間に行う静脈栄養法である。浸透圧が高いと疼痛，血栓性静脈炎をきたすことから留意する必要がある。グルコース濃度としては10%程度が限界とされる。輸液は低浸透圧であることから，栄養素とともに大量の水分を含んでいるため，水分制限が必要な病態では適切でない。またPPNでは，投与可能なエネルギー量は最大1,000 kcal～1,200 kcalが限界であることから，長期にエネルギー必要量を充足する必要がある場合は中心静脈栄養法の選択となる。

② **中心静脈栄養**（total parenteral nutrition：TPN）　TPNは上下大静脈などの中心静脈にカテーテルの先端を留置して行う静脈栄養の総称である。高張液の輸液がただちに希釈されないと血管内皮を刺激することから，血流の多い中心静脈に先端を位置させる必要がある。中でも右鎖骨下静脈は血管が比較的太く上大静脈に近いため，カテーテル留置による血栓形成が少ないとされる。一方，留置するカテーテルの先端位置移動や静脈壁穿孔による輸液の流出，胸水などや高浸透圧輸液投与による血糖，電解質異常などの代謝性合併症の可能性も高い。

TPNでは，高カロリー基本液に各種濃度のアミノ酸製剤，脂肪乳剤，総合ビタミン製剤，微量元素製剤を組み合わせて処方されることが多く，十分なエネルギーの投与が可能であり，長期間静脈栄養のみで栄養管理が可能である。現在わが国で使用されている高カロリー輸液用微量元素製剤には，鉄，亜鉛，銅，ヨウ素，マンガンが含まれる。TPNの適応基準は，経管栄養を含む経腸栄養が不可能または投与熱量が不十分な場合である。TPNの適応と禁忌について，表2-6-4にまとめた。

● 1.4　モニタリング

栄養・食事療法は，栄養アセスメントを施行し栄養状態を評価し，栄養状態や患者の病態に沿った栄養ケア計画を作成しチームで実行する。栄養管理で重要なの

は，行った栄養・食事療法が患者にとって最適なものであるかどうか，有益かどうかを**モニタリング**することである。栄養・食事療法の効果は，栄養指標だけでなく病態も考慮して多角的に栄養アセスメントを行い評価する。モニタリングの期間は評価項目により異なるため，その項目の特徴を理解し適正な時期に評価することが重要である。

2. 運動療法

●2.1 運動療法の意義

運動療法は，栄養・食事療法とともに生活習慣の改善に重要であり，さまざまな運動効果が期待できる。例えば糖尿病治療では，栄養・食事療法，薬物療法とともに治療の中心であり，代謝の向上と合併症の予防および健康維持を目的とされている。

●2.2 運動療法の効果

運動の効果は，まず運動によりエネルギー消費量を増加させ，高血糖や肥満の是正が期待できる。安静空腹時の筋のエネルギー源のほとんどが遊離脂肪酸であることから，適度な運動は脂質異常症を改善する。また，運動によりトリグリセリド（中性脂肪）が低下し，HDLコレステロールが増加するなど動脈硬化危険因子が改善する。レジスタンス運動*により，筋力増強や筋量の増加が図られ，基礎代謝量の維持・増加につながる。さらに，ストレスの軽減にも有用である。

■**レジスタンス運動**
腕立て伏せやダンベルの上げ下ろしなど，筋肉に抵抗（レジスタンス）を繰り返しかける運動をレジスタンス運動という。

●2.3 運動療法の基礎知識

運動療法は，患者の病態や期待する効果，運動制限を考慮し，「種類」「強度」「時間」「頻度」によって決定される。

（1）運動の種類

運動の種類として，歩行，ジョギング，水泳，自転車など全身の大きな筋肉を使う**有酸素運動**と，筋力・筋量を増加させる**レジスタンス運動**がある。レジスタンス運動は，基礎代謝量の増加や関節疾患の予防など，高齢患者には特に有効である。有酸素運動とレジスタンス運動の効果が同時に期待できるのが水中歩行であり，高齢者では腰や膝への負担が軽減できるため推奨される。

（2）運動の強度

最大運動時に体内に取り込まれる単位時間当たりの酸素摂取量を**最大酸素摂取量**（VO_2max）とよび，その40～60％程度で息がはずむくらいの中程度の運動（有酸素運動）では，糖質と遊離脂肪酸の両者が筋のエネルギー源として利用される。予測最大心拍数を求め*，運動強度を最大運動能力の50～60％に設定する。

■**予測最大心拍数の求め方**
220－年齢
の式から算出する。

(3) 運動の時間

肥満予防や糖尿病治療の運動療法であれば，1日の活動量としては日常生活全体で約10,000歩，ほぼ160～300 kcal程度が適当である。運動持続時間は，糖質・脂質の効率よい燃焼のために20分以上の持続が望ましい。運動時の代謝率を評価するのに用いる単位として，**METs（メッツ）**があり，1 METは体重1 kg・1分当たり3.5 mLの酸素を消費する代謝率をいう。

$$\text{METs} \times \text{体重 (kg)} \times \text{運動時間 (h)} \times 1.05$$

の換算式によって簡易的に運動のエネルギー消費量（kcal）が求められる。

(4) 運動の頻度

運動の実施頻度は週に3～5日以上行うことが望ましい。日々の生活の中で運動する時間をつくることが難しい場合は，自動車やエスカレーターなどの使用を避け，日常生活の中で活動量を増やす工夫をすることも効果的である。

● 2.4 健康づくりのための運動基準2006，身体活動基準2013

厚生労働省は2006年に，健康づくりのための運動所要量を見直し，身体活動量と運動量の基準値を設定した「**健康づくりのための運動基準2006**」を発表した。身体活動を主体として健康づくりをする人であれば，毎日8,000～10,000歩の歩行が目安であり，運動を主体とする人では，ジョギングやテニスを毎週約35分間，速歩では1時間の実施が目安となった。

また，ライフステージに応じた健康づくりのための身体活動（生活活動・運動）を推進するため，2013年に「健康づくりのための運動基準2006」を改定し，「**健康づくりのための身体活動基準2013**」を策定した。身体活動全体に着目することの重要性から「運動基準」を「身体活動基準」に名称を改めた。また，身体活動の増加によりそのリスクを低減できるものとして，従来の糖尿病・循環器疾患などに加え，がんや**ロコモティブシンドローム（運動器症候群）***，認知症が含まれることを明確化した。

■ロコモティブシンドローム（運動器症候群）
日本整形外科学会が提唱した言葉で，運動器の障害による要介護または要介護リスクの高い状態を表す。

3. 薬物療法

● 3.1 病院での薬剤師の役割

病院での薬剤師の役割は，患者への**薬物療法**の質を上げることを目的に，医薬品の適正使用を推進することである。病態に応じ適正な用量・用法での薬物の使用を評価・提案し，患者の服薬状況を把握し，薬の副作用や相互作用を未然に予防するなどの業務を行っている。

2012年度の診療報酬改定において，**病棟薬剤業務実施加算***が設けられ，ますます病院での薬剤師の役割が大きくなっている。

■病棟薬剤業務実施加算
2012年度診療報酬改定にて新設され，薬剤師が病棟において病院勤務医等の負担軽減および薬剤療法の有効性，安全性の向上に資する薬剤関連業務を実施している場合に評価される。

●3.2 薬物と食品の相互作用

　薬物と食品との相互作用についての理解は，適正な薬物療法を行ううえで重要である。相互作用に対して2つの考え方があり，ひとつは薬物療法に与える食物の影響であり，薬物と同時に摂取する食品の影響で薬物の効能効果が変化するということである。もうひとつは，薬物が栄養素の利用や代謝にどのような影響を与えるかというものである。前者の場合，特定の食物や食品成分が，薬物の効果を減弱あるいは増強させることで，疾患の増悪につながることがある。後者の場合，薬物療法により味覚の変化や食欲の減退を招くことや，栄養素の消化・吸収や体内代謝に影響することがあり，食事摂取量あるいは栄養状態そのものに影響を与える。

（1）グレープフルーツジュース

　薬物は腸管から吸収される際に，腸上皮細胞の薬物代謝酵素チトクロームP450のサブタイプ **CYP3A4** によって代謝される。また，吸収された薬物は，**P-糖たんぱく質**によって再び腸管に排出される。つまり，CYP3A4およびP-糖たんぱく質に影響を及ぼす食物は，薬物の吸収に影響を及ぼす。

　グレープフルーツジュースの成分である**フラノクマリン類**がCYP3A4を阻害して，薬物の代謝を抑制する。またP-糖たんぱく質の活性を阻害し，薬物の排出を抑制することで血中の濃度が増加し薬物の作用が増強する。グレープフルーツに影響を受ける薬物はカルシウム拮抗薬（表2-6-5）以外に，CYP3A4により代謝を受けると考えられる抗ヒスタミン薬，催眠薬，免疫抑制薬，HIVプロテアーゼ阻害薬などがある。

（2）ビタミンK含有食品

　納豆やクロレラ，青汁などビタミンKを多く含む食品は，抗凝固薬の**ワルファリン**の作用を減弱させる。ビタミンKは血液凝固に重要な役割を果たしている。ワルファリンは，ビタミンKに拮抗し，肝臓においてビタミンKが関与する血液の凝固因子がつくられるのを抑えて血液が凝固しにくくする。つまり，血液凝固にはビタミンKが必要であり，血液抗凝固作用をもつワルファリン服用中は，ビタ

表2-6-5　グレープフルーツにより吸収が影響を受ける薬物と受けない薬物の例

分類	バイオアベイラビリティが増加することが報告されている薬物	バイオアベイラビリティの増加がみられないことが報告されている薬物
カルシウム拮抗薬	フェロジピン／ニカルジピン／ニフェジピン／ニモジピン／ニゾルジピン／カルベジロール	アムロジピン／ジルチアゼム
HMG-CoA還元酵素阻害薬（スタチン系）	ロバスタチン／シンバスタチン／アトルバスタチン／セリバスタチン	プラバスタチン／フルバスタチン

ミンKを多く含む食品の摂取を控えなければならない。特に納豆は，納豆菌がビタミンKを産生するため，さらにワルファリンの効果を弱める。

（3）カルシウム含有食品

食品中のカルシウムと特定の薬物が**金属イオンのキレート**を形成する場合がある。キレートは，難溶性であり消化管からの吸収が阻害され薬物の作用が減弱する。金属キレートにより影響を及ぼす薬物は多く，カルシウムの他に鉄，マグネシウム，アルミニウムなどが原因である。経腸栄養剤にはこれらの金属イオンが含有されているため，経腸栄養法を行っている患者に薬物を投与する際は注意が必要である。キレート形成を予防する対策として，食事あるいは経腸栄養剤投与と薬物の内服の間隔を十分あけることである。

（4）その他

ビタミン B_1（チアミン）は，腸管壁でMAO（モノアミン酸化酵素）によって不活性化される。抗結核薬のイソニアジドやパーキンソン（Parkinson）病薬の塩酸セレギリンなどは，MAOを阻害する治療薬である。そのため，ビタミン B_1 を多く含有する食品（チーズやワインなど）と同時に摂取するとビタミン B_1 が不活性化されず，発汗，動悸，頭痛，血圧上昇などの症状が起こる可能性がある。

抗菌薬であるグリセオフルビンや角化症薬のエトレチナートは，脂溶性の薬物であるため，高脂肪食品との同時摂取により吸収が増加し血中濃度が上昇して薬物作用が増強することがある。

● 3.3 経口糖尿病薬

栄養管理と関連がある薬物療法のひとつに糖尿病に対する**経口糖尿病薬**による血糖コントロールがある。薬物療法の代表的なものとして取り上げてみよう。

2型糖尿病において，栄養・食事療法や運動療法を一定期間（通常4～8週程度）行っても十分な血糖値の低下が得られない場合に，経口糖尿病薬が開始される。また，経口糖尿病薬の開始後も血糖値の低下が不十分な場合や1型糖尿病の場合は，インスリン療法が行われる。経口糖尿病薬には，インスリン分泌を促進するもの，インスリン抵抗性を改善するものと，小腸での糖質の消化・吸収を遅延させるものなどがある。

（1）2型糖尿病の病態

2型糖尿病は，インスリン作用が不足する状態である。インスリン分泌が低下した場合（インスリン分泌能低下）とインスリンの作用が低下した場合（インスリン抵抗性増大）があり，この両因子の割合によって病態が異なる。

インスリン分泌能低下は，遺伝因子が要因であることが多い。一方，**インスリン抵抗性増大**は，遺伝因子に加え，肥満，過食，運動不足，ストレス，加齢などの環境因子が影響する。この両因子あるいは一方の因子により，インスリンの作用不足が生じ，高血糖が起こり糖尿病を招く（図2-6-3）。経口糖尿病薬は患者個人の糖

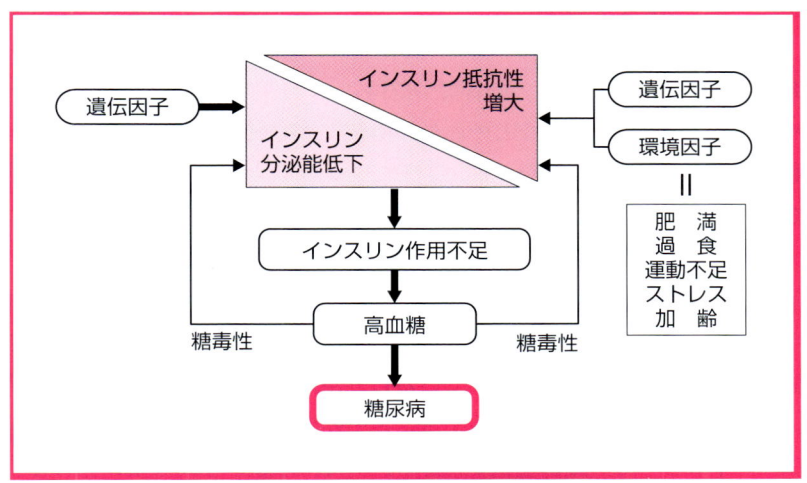

図2-6-3　糖尿病の発症機序
（日本病態栄養学会：改訂第3版 認定 病態栄養専門師のための病態栄養ガイドブック，p.151，メディカルレビュー社，2011）

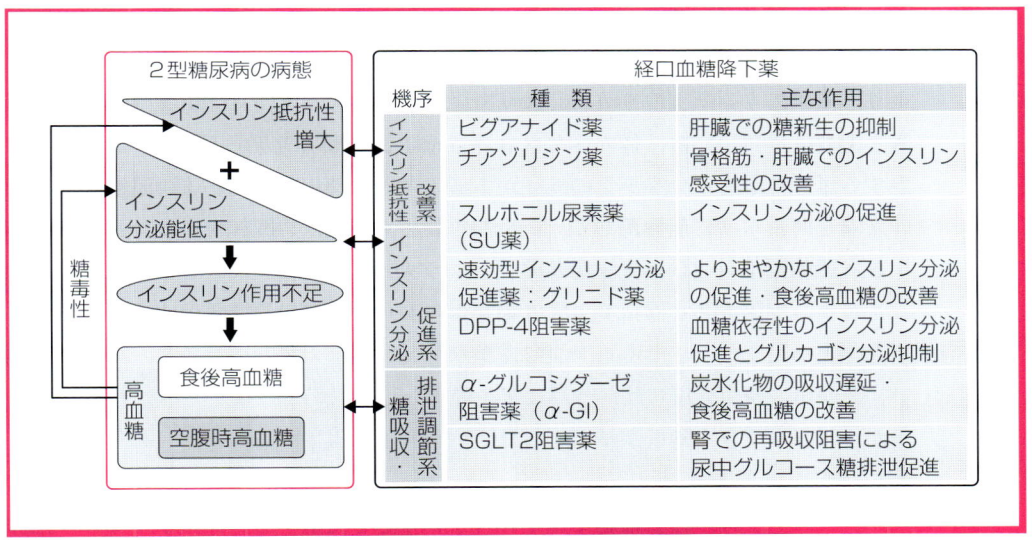

図2-6-4　病態に合わせた経口血糖降下薬の選択
（日本糖尿病学会編・著：糖尿病治療ガイド 2014-2015，p.29，文光堂，2014）

機序		種類	主な作用
インスリン抵抗性改善系		ビグアナイド薬	肝臓での糖新生の抑制
		チアゾリジン薬	骨格筋・肝臓でのインスリン感受性の改善
インスリン分泌促進系		スルホニル尿素薬（SU薬）	インスリン分泌の促進
		速効型インスリン分泌促進薬：グリニド薬	より速やかなインスリン分泌の促進・食後高血糖の改善
		DPP-4阻害薬	血糖依存性のインスリン分泌促進とグルカゴン分泌抑制
糖吸収・排泄調節系		α-グルコシダーゼ阻害薬（α-GI）	炭水化物の吸収遅延・食後高血糖の改善
		SGLT2阻害薬	腎での再吸収阻害による尿中グルコース糖排泄促進

尿病の病態を理解したうえで選択し，個々の薬剤の作用機序，適応，用法，副作用など十分に認識して使用する必要がある。

（2）経口糖尿病薬の種類と特徴（図2-6-4）

1）スルホニル尿素（SU）薬

膵β細胞に作用し，インスリン分泌を促進させる。そのため，インスリン分泌能が残存している2型糖尿病患者が適応となる。最も多い副作用として低血糖があり，まれに肝障害，皮膚症状，骨髄障害などがある。食前服用の場合は，服用後必

ず食事を摂取する必要がある。

2）ビグアナイド薬

肝臓での糖新生抑制，食後の腸管でのグルコース（ブドウ糖）吸収抑制，末梢組織でのインスリン抵抗性改善などの膵外作用によって血糖を降下させる。スルホニル尿素薬の効果が不十分な場合に併用することが多く，肥満やインスリン抵抗性を有する患者に適応である。副作用は消化器症状が多く，その他に肝障害がある。

3）α-グルコシダーゼ阻害薬

小腸粘膜上皮において二糖類分解酵素（α-グルコシダーゼ）の活性を競合的に阻害させ，その結果，糖質の消化・吸収を遅延させて，食後の高血糖を抑制する。食前の血糖が比較的コントロールされているにもかかわらず，食後の高血糖が著しい患者に対して使用する。食物と混在することで効果を発揮するため必ず食直前に服用する。副作用として，腹部症状（放屁の増加，腹部膨満）を高頻度に認める。他剤の併用時に低血糖が出現した場合，二糖類であるスクロース（ショ糖（砂糖））では血糖値の回復が緩徐なため，常にグルコース（ブドウ糖）を携帯し服用する。

4）チアゾリジン薬

末梢組織（脂肪や筋肉）における糖の取り込みの促進，肝臓での糖新生の抑制により，インスリン抵抗性を改善し血糖を降下させる。インスリン抵抗性を有する肥満2型糖尿病に用いる。体内への水分貯留を助長する特徴があるため，心不全が増悪する可能性があり，心不全の既往がある患者には使用しない。また長期使用により肥満を助長する可能性があり，厳格な栄養・食事療法の継続が必要である。

5）速効型インスリン分泌促進薬

スルホニル尿素薬と同様で，膵β細胞からのインスリン分泌促進を介してインスリン作用不足を改善させる。空腹時血糖が著明に高値の患者には効果が期待できない。スルホニル尿素薬に比べ作用は早く発現し，持続時間が短い。食後投与では速やかな吸収ができず効果が減弱するため，食直前に服用する。

6）DPP 4阻害薬

インクレチンは，膵β細胞でのインスリン分泌を促進する一群のホルモンの総称であり，グルカゴン様ペプチド-1（GLP-1）やグルコース依存性インスリン分泌刺激ポリペプチド（GIP）などが知られている。これらを分解する本剤は，ジペプチジル・ペプチダーゼ（DPP）4を阻害して，作用を増強させる。GLP-1は，インスリン分泌促進に加え，胃排泄能低下作用や食欲抑制，膵β細胞保護などの効果がある。また副作用が少ないのも特徴である。

7）SGLT 2阻害薬*

近位尿細管でのグルコース（ブドウ糖）再吸収を抑制することで，尿糖排泄を促進し，血糖を低下させる。単独使用では，低血糖は生じにくい。副作用として，尿路感染症・性器感染症の発現に注意する。また，脱水症状を起こすおそれがある。

* SGLT：ナトリウム・グルコース共役輸送体

4. 輸液，輸血，血液浄化

●4.1 輸　　液

　私たち人間は，日々食べ物や飲み物からエネルギー，栄養素，水分を補給している。また，毎日，尿，糞便，汗，皮膚からの不感蒸泄，肺からの呼気によって水分，電解質，尿素化合物などを排泄している。水分，電解質のイン・アウトのバランスは保たれ，細胞内外の水分や電解質も，腎臓の排泄機能，ホルモンバランスなどにより一定の幅で恒常性が保たれている。しかし，さまざまな病態，外傷，熱傷などにより細胞内外の水分や電解質のバランスが崩れ，そのままでは生命の危機を迎えることとなる場合がある。また，腸からの栄養素補給が困難となり，必要なエネルギーや栄養素が供給できないこともある。これらの場合に行われるものが輸液であり，その目的としては，以下の3つに分けられる。

（1）是正輸液

　水や血清ナトリウム，カリウム，マグネシウム，リンなどの電解質の異常や代謝性アシドーシス是正のために用いられる。病態により，欠乏している体液の部位を把握したうえで，適切な輸液製剤を補給することが大切となる。細胞外液不足には生理食塩水などの等張液，細胞内液不足には5％ブドウ糖液などの低張液を補給することが基本となる。

（2）維持輸液

　現状の水・電解質バランスを維持するための輸液である。水の維持量は，1日に体外に排泄される量（尿量，不感蒸泄量）を補給することによって，保持されることとなる。尿からは，さまざまな溶質等を水分とともに排泄しているが，一般的には尿量を1,000 mLに維持することが，溶質を排泄するうえで，生理的である。平熱時の不感蒸泄量は，15 mL/kg/日であり，体温が1℃上昇するごとに約15％増加する。これに，糖質，炭水化物，脂質が体内で代謝されることによって産生される代謝水は5 mL/kg/日である。したがって，腎機能が正常で平熱時の場合，次式によって，成人の水分の維持量が概算できる*。

$$\text{水分維持量} = 1{,}000\ \text{mL} + 15\ \text{mL} \times \text{体重 (kg)} - 5\ \text{mL} \times \text{体重 (kg)}$$

　電解質の維持量としては，ナトリウム（Na）は60～80 mEq（食塩相当量3.5～4.7 g），カリウム（K）30～40 mEqが必要となる。維持輸液は，経口摂取不能または不十分な患者の水分・電解質の補給と維持に用いられることが多く，3号液とよばれるものを2 L使用すると，Na 70 mEq，K 40 mEq，クロール（Cl）70 mEq，乳酸40 mEq，グルコース（ブドウ糖）100 gを補給することができる。

（3）栄養輸液

　エネルギー，アミノ酸，脂質，ビタミン，ミネラルなどの栄養素を補給するため

*糞便中に含まれる100 mL程度の水分については考慮しないのが一般的である。

に実施されるものである。エネルギー投与が1,200 kcal程度が限界となる末梢静脈栄養（PPN）と1日に必要なエネルギーや栄養素を十分に供給できる中心静脈栄養（TPN）に分類される。PPNは，経口摂取不良時の栄養補給に用いられることが多いのに対し，TPNは，腸管の使用が不可能な場合や避けた方がよい場合に用いられる。

●4.2　輸　　血

輸血の目的は，「血液中の赤血球などの細胞成分や凝固因子などのたんぱく質成分が量的に減少または機能的に低下したときに，その成分を補充することにより臨床症状の改善を図ることにある」とされている（「輸血療法の実施に関する指針」改定版，厚生労働省，2005）。不足する血液成分に応じた製剤が用いられる（表2-6-6）。
輸血後移植片対宿主病（PT-GVHD）＊，アナフィラキシーショック，肝炎，遅発型輸血副作用などの合併症を引き起こすことがある。

■輸血後移植片対宿主病（PT-GVHD）
輸血後1～2週間後に発症するもので，post transfusion graft versus host diseases（PT-GVHD）とよぶ。輸血された血液（graft）製剤に含まれる白血球（リンパ球）が，患者組織（host）中で増殖し，組織を破壊するために起きる。発熱，紅斑を呈し，肝障害，腎障害，汎血球減少，下痢などの消化器症状の出現後に多臓器不全による死に至る。

表2-6-6　主な輸血製剤の種類と目的

種　類	目　的
赤血球濃厚液	末梢への十分な酸素の補給
血小板濃厚液	血小板補給による止血を促し，出血を防ぐ
新鮮凍結血漿	凝固因子投与による治療的投与
アルブミン製剤	血漿膠質浸透圧の維持による循環血液量の確保，体腔内液，組織間液を血液へ移行させ，難治性浮腫を改善する

（血液製剤の使用指針，厚生労働省，2005をもとに作表）

●4.3　血液浄化

疾患時に血液中に存在するさまざまな病因（関連）物質を物理的・化学的な方法によって取り除く医療とされている。血液透析療法は，血液に存在する尿素窒素，クレアチニンなどを透析液側へ移動させることが治療目的であるが，これは2つの液の溶質濃度の差によって生じる拡散という現象が用いられている。原因物質を体外循環に設置したリガンド＊を用いて除去するのが吸着療法であり，グラム陰性菌感染症時に血液中に侵入した毒素であるエンドトキシン除去目的などのときに行われる。血液中のたんぱく領域に存在する病因物質を体外循環により除去する血漿交換療法であり，全血から血漿成分を分離・破棄し，浄化した血液とともに血液製剤を補給するものである。劇症肝炎では昏睡起因物質を含む血漿成分を破棄し，置換液が補充する処置が取られたり，全身性エリテマトーデスでは，主に病態にかかわる自己抗体や免疫複合体を除去することにより病態の改善を図る目的で施行される。

■リガンド
特定の受容体（主としてたんぱく質）に特異的に結合する物質のこと。身近なものとしては活性炭もそのひとつであり，物理的吸着の特性を利用している。

5. 手術，周術期患者の管理

● 5.1 手術の目的と特色

手術は，生体内の病巣を切除することや，障害を受けた組織や器官の機能を改善するための器官形成，機能不全に陥った臓器を移植することなどを目的として実施される。近年，手術技術とともに，それを支える栄養状態の管理，麻酔，薬剤管理，術後管理も大きく進歩し，手術適応も大きく広がっている。また，内視鏡下手術，血管内手術などの低侵襲手術も実施されるようになり，創傷部が少なく，回復が早い，QOLを損なわないなどの利点があげられている。

● 5.2 手術と適応

生命の危機的状況やその疾患をそのままにしておくと，余命が短縮することが考えられ，保存的療法よりも手術がより良好な成績が得られると考えられる場合などは絶対的適応となる。生命，日常生活等に支障はないが，早期の社会復帰を目指して行う場合は相対的適応となる。しかし，近年，化学療法，放射線治療，内視鏡的治療が発達し，疾患早期のものはこれらの治療法も対象となりつつある。例えば，肝細胞がんに対してはラジオ波治療（ラジオ波焼灼療法：RFA），エタノール注入療法（PEIT），肝動注療法などが実施されており，その有効性も確認されつつあり，患者個々の状況に合わせた選択が必要とされている。

● 5.3 周術期

周術期は，術前から手術中および術後の一連した3つの流れのことをいう。最近では，患者の手術侵襲（反応）の軽減，手術合併症の予防，十分な疼痛管理，術後の回復促進などを目的として，**ERAS**®＊（enhanced recovery after surgery：イーラス）プロトコールとよばれる周術期管理が実施されるようになってきている。表2-6-7にその主な要素をあげた。これは，術後回復強化という意味であり，術後の早期回復につながることが医学的に有効性が証明された手法を総合的に取り入れた計画的で包括的な管理を実施していくものである。

（1）術　　前

術前には，手術による侵襲と術後の合併症の発症のリスクを判定するために，呼吸機能，循環動態，血液生化学，心機能，血液関連などさまざまな検査が実施される。これらの結果とともに，身体計測値の結果や術前までの体重減少率から栄養状態に関する評価も実施される。

術前には，患者の手術による死や喪失する身体機能への不安，社会的疎外感などさまざまなストレス，不安を感じることが多く，適切な時期にカウンセリングなど

■ ERAS®

ヨーロッパ静脈経腸栄養学会（ESPEN）を中心としたグループが提唱した周術期管理のプロトコールを示したもの。特に，術後回復に有効なエビデンスを集約し，組み合わせられている。例えば，術前・術後の絶飲食期間をできるだけ短くすることもそのひとつであり，術前に経口補水療法が組み込まれている。

表2-6-7　ERAS® プロトコールの構成要素

- 入院前のカウンセリング
- 周術期経口栄養
- カテーテルの早期抜去
- 腸管運動の刺激
- 悪心・嘔吐の予防
- 非麻薬性鎮痛薬・NSAIDs
- 早期からの離床。リハビリプログラム
- 体温低下を防ぐ手術室を温める
- 術前腸管処置をしない
- 絶食をしない。クリアリキッド，カーボローディング
- プレメディケーションをしない
- 経鼻胃管を入れない
- 膜外麻酔と除痛
- 即効性麻酔剤
- 過剰輸液を避ける
- 短い皮膚切開。ドレーンを入れない

による対応が必要となる。前述したERAS®では，術前に術前から術中，術後における管理を患者にその意義を理解してもらうことが大切となる。管理栄養士は，患者へ術後の早期経口栄養摂取の意義や経口摂取不良時の栄養補給法などを説明することが求められている。

その他，術前の一般的な準備として，胃管挿管，清拭，剃毛，尿道カテーテル留置，補液などが実施される。

(2) 術　　中

手術は，全身麻酔，局所麻酔などの処置後に実施される。術中は，呼吸数，1回換気量，肺胞換気量，呼気ガス分析などの呼吸状態，心拍数，血圧，脈拍数，心電図などの循環系，酸塩基平衡状態がモニタリングされ，必要に応じて脳波などにより中枢神経系もモニタリングされる。

(3) 術　　後

術後の患者は，手術による精神的ストレス，出血，組織の壊死，感染などの侵襲を受けることで，呼吸，循環，代謝系などへさまざまな影響を受けることになる。例えば，術後の神経内分泌系・心血管系反応，組織の炎症反応などでは，カテコラミン，グルカゴン，グルココルチコイドなどのストレスホルモンの分泌が増加し，エネルギー代謝を亢進させるとともに，インスリン抵抗性を持つため，外科的糖尿病（surgical diabetes）の状態となったり，カテコラミンは脂肪組織からの脂肪酸分解を促進する。また，たんぱく質代謝では，肝臓や消化管粘膜でのたんぱく合成は増加する。一方，筋肉ではたんぱく質分解が亢進することで尿中への尿素窒素排泄量は増大する。

一般的には，バイタルサイン，疼痛コントロール，呼吸管理，循環管理，輸液管理などを実施する必要がある。術後患者では，必要に応じて，ICU（intensive care unit）などで集中的治療を実施する場合もある。

術後の栄養管理では，患者の状況に応じて，静脈栄養，経腸栄養などから開始され，経口摂取移行時には流動食から開始するということが一般的であった。しかし，前述した ERAS® の普及から，最近では，早期に粥食などを開始するようなプログラムも実施されている。

6. 臓器・組織移植，人工臓器

6.1 移　　植

（1）日本における移植の現状

移植には，自己の組織を自己の他の部分に移し変える自己移植と自己以外の組織を自己に移し変える他家移植がある。また，人工的につくられた臓器を体内に設置する人工血管，人工心臓弁などの移植は，置換外科に属するものであり，人工移植とよばれている。人から人への移植としては，死体からのもの（死体移植）と生体からのもの（生体移植）がある。

日本における**死体移植**は，心停止死後の角膜および腎臓を移植提供することが1979年に認められ，その後，法的な脳死に関する問題などの議論を経て，「臓器の移植に関する法律」（臓器移植法）が1997年10月から施行され，その後，2010年7月に改正法が施行された。死後，本人が提供することを認めた以外に，本人が提供拒否の意思を示していない限り，家族の同意があれば，臓器の移植が認められ，15歳未満の提供者（ドナー）からの受給者（レシピエント）への提供が可能となっているが，脳死移植を受けるためには，日本臓器移植ネットワークに登録する必要がある。これらの移植は，心臓，肺，肝臓，膵臓，腎臓，小腸が実施されている*。

一方，**生体移植**は生体部分肝移植，生体腎移植，生体膵移植，生体肺移植などがあり，これらのドナーは家族，血縁者が主となっている。腎臓移植は総数で年間約1,600例が実施され，そのうち90％が生体腎移植となっている。

その他，急性白血病や悪性リンパ腫といった造血器腫瘍患者に対して造血幹細胞移植が実施されている。

（2）移植後の生体反応

移植後の典型的な生体反応として，拒絶反応があり，その予防のためにレシピエントは，免疫抑制剤を服用する必要がある。免疫抑制剤の副作用のひとつとして感染症にかかりやすくなることがあげられる。

（3）移植時の栄養問題

移植を受ける患者は，その臓器の機能が正常に働いていないことから，一般的に低栄養状態に陥っていることが多いため，周術期にはそれぞれの患者の栄養評価を実施し，適切な栄養・食事療法を実施することが重要となる。

*2015年には脳死下で58件，心停止死後は33件臓器提供され，315件の移植が行われている。

●6.2 人工臓器

　ヒトの生体機能は，心臓，腎臓，肺，肝臓など多くの臓器が担っている。**人工臓器**は，これらの臓器の機能が喪失したり，低下することで，生体機能が維持できなくなったときに，一時的または半永久的にその機能の一部またはすべてを代行する装置である。

　人工臓器には，再生医療によってつくられた臓器も含まれるが，機械工学的技術，医療用生体材料によって作成されたもの，人工材料と生体材料との技術を合同してつくられたものなどさまざまなものが存在している。

（1）循環器系

　生体は，細胞に必要とする酸素と栄養分を運搬し，また，二酸化炭素や各種老廃物を体外に排泄しなければならない。それを担うのが血液であり，血液は主に心臓と血管によって運搬される。このような循環器系の人工臓器には，**心臓の人工弁，ペースメーカー**など心臓の機能の一部を担うものや心臓そのものの機能を持つ**埋め込み式の人工心臓**や**ステンドグラス**，動脈再建を目的としたテフロンなどの素材を用いた**人工血管**などがある。また，心臓手術時の生体維持，救急救命時における肺のガス交換作用を目的として人工肺が用いられる。

（2）代謝系

　血液浄化に用いられる**血液透析器**が代表的な人工腎臓である。現在の透析療法では，各老廃物の除去，除水や電解質の調整が行われており，腎臓の濾過としての役割を果たしている。しかし，腎臓で行われているビタミンDの活性化などの代謝機能が組み込まれていないことが限界となっており，今後のこれらの機能を備えた**人工腎臓**の開発が期待されている。

　血糖の変動を感知し，その濃度に合わせて必要なインスリンを分泌させる装置が**人工膵島**であり，ベッドサイド型のものは，1986年から国の認可を受け，膵臓摘出後の血糖管理，糖尿病を持つ患者の術前・術後管理，出産時の血糖管理等に用いられている。

（3）感覚系

　視覚刺激，聴覚刺激は，それぞれの感覚器で受け取られ，それを電気的信号として，感覚系神経を通じて脳に送られる。しかし，加齢とともにこれらの感覚器の機能が低下したり，先天的な障害で機能を持たない場合がある。このため，感覚系神経が正常であることを条件として，白内障に対して**眼内レンズ**，難聴には**人工内耳**などが用いられる。

（4）その他

　熱傷や褥瘡時の皮膚が喪失し，皮下組織が露出した場合にその組織の保護などを目的として用いられる**人工皮膚**，義歯に代わる咀嚼補助具として用いられる**人工歯根**や関節リウマチの重症時に用いる股関節の**人工骨頂**，**人工関節**などがあげられ

る。

7. 放射線治療

●7.1 放射線治療とは

　私たち人間は，常に放射線*にさらされている。宇宙からは宇宙線，太陽からは紫外線，大地からは天然鉱物の中の放射性物質の放射線を受け，大気中には放射性物質であるラドンが浮遊している。

　放射線の中で可視光線は私たちの体を通過することができないが，光子エネルギーが強くなると，体を通過する作用を持ち，これを利用するのが診断用のエックス線（X線）である。さらに，光子エネルギーが強くなると，体を通過しながら，周辺の細胞を死滅させる作用を持っており，標準放射線（光子線）のX線（治療用X線），ガンマ線（γ線），電子線が放射線治療に用いられている。放射線治療は，これらの放射線を腫瘍に照射して，腫瘍細胞を死滅させる治療法である。腫瘍細胞は，放射線を照射されることで，細胞内のDNA鎖は破壊され，死滅することとなる。放射線治療の利点としては，①患部を切除しないことから，身体形態や機能を失わないですむ，②身体的負担が少なく，高齢者や合併症で手術困難な場合にも治療可能となる，③がんの種類によっては，手術と同程度の治療効果が期待できる，④外来通院でも治療できる，などがあげられる。一方で，腫瘍部位を照射することで，周辺の正常組織にも障害を与えたり，手術より治療成績が劣るがんもある。

■放射線
「空間や物質を通じてエネルギーを与える能力を持つ電磁波や粒子の流れ」と定義されている。

●7.2 放射線治療の目的

　がん治療は，原則としてそのステージ（進行度）によって方法が異なる。

（1）根治的治療

　腫瘍を消失させることを目的として実施されるもので，腫瘍が比較的小さく局所的に集中している場合が対象となる。放射線の照射も限局した部位となるため，正常組織への障害も少ない。治療に際しては，器官や組織の形態や機能が維持され，患者の治療後のQOLへの支障がないように考慮される。早期の子宮頸がん，舌がん，喉頭がん，前立腺がんなどが対象となる。

（2）準根治的治療

　がんが発症した部位から他の組織への転移が認められないが，腫瘍そのものが大きく，手術が不可能であったり，腫瘍を消失させるための放射線を照射することで周辺の正常組織が大きな障害を受けることがある。このような場合に，腫瘍をできるだけ制御し，患者のQOLを高めることを目的として実施されるものである。

（3）緩和的治療

　がんの根治が不可能と判断された場合に，がん疼痛や腫瘍が組織に浸潤すること

によって起こる嚥下障害，血流障害，神経障害の改善を目的として行われる。

（4）予防的放射線治療

一般的に，根治手術後に，再発防止を目的として実施されるもので，乳がんなどの手術部位に照射したり，がんの中で脳転移を起こしやすい場合にあらかじめ予防的に脳に照射することがある。

●7.3 放射線治療の種類

（1）外部照射

光子線*（γ線，X線），電子線，粒子線などを体外から照射するもので，リニアックやマイクロトロンとよばれる機械が使用される。

（2）小線源治療

小線源治療は，体内内部に放射線の線源を挿入し，患部を局所的に照射して，治療する方法である。線源は放射性同位元素を密封した装置が用いられる。直接，小線源を舌，皮膚，前立腺などの組織に刺入する組織内照射，鼻腔，気管，子宮，食道などの体腔に線源を閉じ込めたアプリケータとよばれる装置を入れ込む腔内照射がある。

（3）内用療法（アイソトープ治療）

^{131}I（ヨウ素131）は，放射性同位元素のひとつであり，ベータ線（β線）を放出する。これを体内に投与すると，甲状腺組織，甲状腺腫瘍組織に集積する性質を持っており，甲状腺がんに対する内部照射による治療が可能となる。このように，γ線やβ線を放出する放射性同位元素を内用することで，その放射性同位元素が治療ターゲットとなる組織に取り込まれる性質を利用したものが，内用療法である。甲状腺がん以外にも固形がん骨転移による疼痛を有する患者に対する^{89}Sr（ストロンチウム89），B細胞性非ホジキンリンパ腫に対する^{90}Y（イットリウム90）などが保険診療の適用となっている。

●7.4 放射線治療と集学的治療

集学的治療はひとつの治療法を選択するのではなく，いくつかの治療法を併用することで，治療効果を高めようとするものである。放射線治療を周術期や化学療法実施前後に実施したり，温熱療法，免疫療法，ホルモン療法などと併用される場合がある。

●7.5 放射線治療の副作用

医薬品や放射線治療などによって，発生する副作用を有害事象とよぶ。放射線治療による有害事象は，治療開始後，3か月以内に起こる早期反応と数か月から数年たって起こる遅発性反応がある。早期反応には，放射線宿酔*，放射線粘膜炎などがあり，遅発性反応には，難治性潰瘍，イレウスなどがあげられる。それぞれの状

■光子線
　原子は，原子核と電子から構成されているが，原子核外で発生するのがX線で，原子核内で発生するのがγ線である。

■放射線宿酔
　放射線治療開始初日から数日にかけて，悪心，嘔吐，嘔気，食欲不振，全身倦怠感などを生じるもの。

態に合わせた栄養管理が必要となり，患者の嗜好や口腔・嚥下機能などを考慮した食事を提供する。

8. リハビリテーション

8.1 リハビリテーションの目的と対象

世界保健機関（WHO）の1981年のリハビリテーションの定義では，以下の点をあげている。

① リハビリテーションは能力低下やその状態を改善し，障害者の社会的統合を達成するためのあらゆる手段を含む。
② リハビリテーションは障害者が環境に適応するための訓練を行うばかりでなく，障害者の社会的統合を促すために全体としての環境や社会に手を加えることも目的とする。
③ 障害者自身，家族，彼らが住んでいる地域社会が，リハビリテーションに関係するサービスの計画や実行にかかわり合わなければならない。

つまり，リハビリテーションは，生得的にあるいは人生の中途で，疾病や障害を得た人々に対して，個々の障害を評価し，その状況に応じて何らかのアプローチを行い，障害の軽減と残存機能の向上を図り，可能な限りの自立度を持って一般社会で暮らし，ADLやQOLの向上を目指すことが目的となる。その適応は，脳卒中，骨関節疾患，脳性麻痺，呼吸器疾患，心臓疾患などによる障害など，多くの領域にわたり，さらには，最近では，障害発生の予防という観点からも実施されるようになっている。例えば，外科手術後に実施されるリハビリテーションは，廃用症候群の発生の予防を目的としたものである。

8.2 リハビリテーションの分野

リハビリテーションは，医学的リハビリテーション，教育的リハビリテーション，職業的リハビリテーション，社会的リハビリテーションの4つの段階がある。これらは，医療，福祉，保健の3つの領域で実施されることになるが，独立したものではなく，統合したアプローチが必要となる。

（1）医学的リハビリテーション

医学的リハビリテーションは，主に医療施設で実施され，障害の原因となった疾病や外傷の改善を促進するとともに，その後の障害をできるだけ小さくすることが目的となる。疾病の発症や外傷発生後の医療には，救急医療，急性期医療，亜急性期医療，慢性期医療があるが，医学的リハビリテーションは急性期医療後に実施されることが多い。急性期医療や亜急性期医療では，主に予防的リハビリテーションが実施され，代表的なものとして，疾病による二次的合併症である廃用性萎縮を予

防することがあげられる。慢性期医療では，障害された機能の回復や失われた機能を代償する能力の獲得を目的とする**機能的リハビリテーション**と回復された機能を維持する**維持的リハビリテーション**が実施される。

（2）職業的リハビリテーション

障害を得た人々がその状況に応じて，できる限りの経済的自立が図れるように，職業の適性を明確にし，職業訓練を支援するのが職業的リハビリテーションである。慢性期リハビリテーションを実施する施設や保健・福祉施設，障害者就業のための公的施設などで実施される。

（3）教育的リハビリテーション

生まれながらに障害のある障害児への特別支援教育を教育的リハビリテーションとして取り扱うことが多い。視覚障害，聴覚障害，言語障害，知的障害，肢体不自由などが対象となる。

（4）社会的リハビリテーション

障害者が社会的不利を被らないように社会全般に環境を整備することが社会的リハビリテーションとされ，医学的リハビリテーション，職業的リハビリテーション，教育的リハビリテーションにおける施策を充実させ，雇用や教育機会や所得を確保し，社会生活の中でも不利益とならない建物，街づくりなどを発展させることなどが重要となる。

●8.3　リハビリテーション療法の種類

リハビリテーション療法は，主に**理学療法士**（PT），**作業療法士**（OT），**言語聴覚士**（ST）などによって実際される。

（1）理学療法

身体に障害がある者に，治療体操，電気刺激，温熱療法，マッサージなどの物理療法を行い，基本的動作能力の回復を図ることが目的となる。例えば，関節可動域の拡大や筋肉増強，運動の持続性やいくつかの筋肉群が調和して起こる協調運動，中枢神経麻痺に対して運動療法が実際される。物理療法は，電気，温熱，寒冷，全身浴，部分浴，光線，牽引などの刺激によって，生体の活動を活性化または鎮静化させ，筋肉の伸張性の増大，痙縮，疼痛の軽減ができる効果をもたらすものである。

（2）作業療法

さまざまな器具や道具を使用した作業活動を通して，運動機能の改善・維持，代償機能の獲得を目指すものである。また，義手などの装着器具への対応，ADLの自立を促すための座位保持装具，歩行補助具などの使用方法や操作の指導，心理的機能の改善を目的とした精神科作業療法も含まれる。

（3）言語聴覚療法

音声機能，言語機能，聴覚機能，摂食・嚥下機能などの障害を評価し，それぞれ

の状況に応じた援助支援を実施する。例えば，失語症に対して，コミュニケーション能力を高めることがあげられる。

● 8.4　リハビリテーションのチームアプローチ

リハビリテーションは，リハビリテーション専門医，理学療法士，作業療法士，言語聴覚士，看護師，薬剤師などの多職種連携によって実施される。禁煙，リハビリテーション栄養という概念も注目され，さまざまな機能回復には栄養状態を改善・維持していくことが重要であるという観点から，管理栄養士もリハビリテーションのチームアプローチの専門職として活動していくことが求められている。

9. 再生医療

● 9.1　再生医療の概要

人は生涯の中で，臓器，組織が喪失し，機能障害や機能不全に陥り，その機能が回復できない場合がある。代表的なものに，糖尿病腎症の進行による腎不全，間質性肺炎の進行による呼吸不全，事故などにより脊髄損傷を受け下半身麻痺となった場合などがある。これらを完全に代替する方法は，現在のところ存在せず，一時的な代替は可能であるが，長期実施により合併症が必発するなど，さまざまな課題を抱えている。解決方法には，臓器移植も考えられるが，脳死移植におけるドナー不足，生体間移植における臓器提供者の負担などが課題となっている。そこで，**再生医療**は，機能不全に陥った臓器の機能を，必要な細胞や臓器，組織を移植することで復元させるものといえる。

再生医療に用いられる細胞には，自家細胞・他家細胞，体性幹細胞・胚性幹細胞などがある。近年，特に期待されているのが**幹細胞**（stem cell）による再生医療への応用である。幹細胞の定義は，複数系統の細胞に分化できる能力（多分化能）と，細胞分裂を経ても多分化能を維持できる能力（自己複製能）を併せ持つ細胞とされている。例えば，生体の中には成体幹細胞とよばれるものが存在しており，通常，限定された細胞へと分化することができる。造血器腫瘍患者に対する造血幹細胞移植は，血球を生成するために実施される再生医療のひとつである。

また，受精卵が胚盤胞とよばれる段階に達したときの内部細胞を取り出し，培養したものが **ES 細胞**（embryonic stem cell）であり，幹細胞のひとつである。いろいろな条件を加えることですべての細胞に分化することも可能となることから，臨床応用が試みられてきたが，受精卵が細胞分裂した胚から取り出されるという倫理的な問題が存在していた。この問題を解決したのが，人工的に遺伝子操作によって体細胞から生成された多機能性細胞である **iPS 細胞**（induced pluripotent stem cell）であり，すべての組織への分化可能であることから，難病をはじめさまざまな疾病の

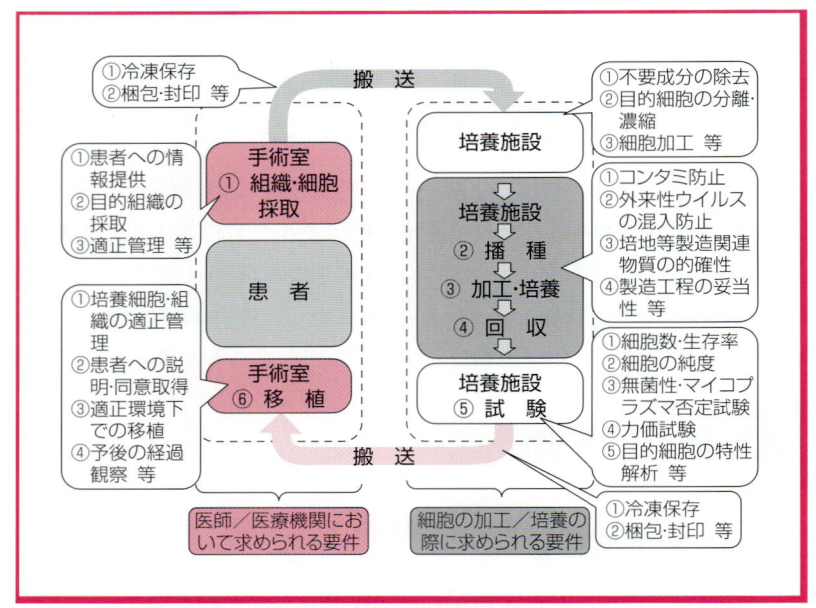

図2-6-5　自家細胞を用いた再生医療の工程
（経済産業省：再生医療の実用化・産業化に関する報告書，再生医療の実用化・産業化に関する研究会，2013）

治療応用への研究が推進されている。

●9.2　再生医療の方法

　現在，実施されている再生医療のひとつには，各種生体幹細胞を移植する**細胞移植療法**があげられる。これは，生体内に細胞を移植することで，組織を再生化するものであり，造血幹細胞移植は代表的なものである。また，間葉系幹細胞の移植による血管細胞の再生を目的したものもある。一方，細胞移植のみでは再生できない場合に，幹細胞に加えて細胞が生体内で生着するのに必要な足場（scaffold）と生理活性物質（増殖因子）としてのサイトカインの3つの要素を用いて行う**ティッシュ・エンジニアリング**とよばれる工学的手法を用いた治療法がある。足場は，その細胞が機能を果たすための環境と言い換えることができる。

　ヒトの細胞は，それぞれが結合し，マトリックス構造とよばれる細胞外を構成する物質に囲まれている。したがって，再生医療では，機能を果たす細胞と同時に，その細胞を支えるマトリックスを構築することが重要となる。ティッシュ・エンジニアリングは，細胞を増殖するとともに，人工的に作成されたマトリックスを組み合わせて，さらにその作用を促進する生理活性物質を加えることで，人工的な臓器や組織を作り出すこととなる。現在，日本では，口腔粘膜を利用して作成された自家培養皮膚（熱傷患者などに用いる）および膝軟骨治療用軟骨が実用化され，医薬品医療機器等法*による保険適用となっている。

＊「薬事法」が2014年に改正・改称された法律の略称。正式名称は，「医薬品，医療機器等の品質，有効性及び安全性の確保等に関する法律」である。

9.3 再生医療の手順

再生医療は，目的に応じた必要な細胞を採取することから始まり，その細胞から，培養施設で安全性，妥当性が確保された工程で臓器や組織が作成され，最終的に該当する患者に移植するという手順となる。現在のところ，細胞の加工などに関する安全基準や倫理基準などが未確定であり，今後の法的整備や倫理的な課題への対処方法への整備が重要となっている。図2-6-5には自家細胞を用いた再生医療の工程を示した。

10. 救急救命医療

10.1 救急救命医療の対象

人は，循環器，呼吸器，神経系などの障害により突然，恒常性を維持できなくなる。また，事故，事件，災害に遭遇することで外傷や熱傷を負ったり，感染症に罹患したり，薬物，農薬，異物などにより中毒症状を呈することもある。これらは，種類や程度の差はあるが，心身に侵襲を受けることであり，さまざまな病態を引き起こすこととなる。例えば，急性冠症候群，大動脈解離による急性循環不全，呼吸器感染症，肺動脈血栓塞栓症による急性呼吸不全，脳血管障害，脳外傷による意識障害などがあげられる。

これらの患者に対するあらゆる医療展開が救急救命医療とよばれるものである。救急救命医療における基本は，プレホスピタル・ケアとよばれる**一次救命処置***である。これは，二次救命処置としての適切な医療を受ける前までに，心蘇生法を主として，循環，呼吸の停止や不全状態に対して，十分な酸素を補給することであり，救急救命士などが担当することとなる。救急救命医療を実施する医療機関は，表2-6-8のように分けられ，救急救命士の判断で心筋梗塞，脳血管疾患などでは二次救急医療機関，多発性外傷などの重症病態時は三次救急医療機関に送られることとなる。

現在，日本では，**Advanced Cardiovascular Life Support（ACLS）***，Japan Advanced Trauma Evaluation and Care（JATEC）などの救急医療標準化プロ

■**一次救命処置**
一次救命処置は，一般市民を対象としたものであり，現在，日本では，心蘇生法として，一般市民による，自動体外式除細動器（AED）が2004年から認められ，また，アレルギーによるアナフィラキシーショックの徴候，症状出現時のエピペン注射液の使用が認められている。

■**Advanced Cardiovascular Life Support（ACLS）**
二次救命処置を指す言葉。心停止時，重症不整脈，急性冠症候群，急性虚血性脳卒中などにおける，初期治療気管挿管，薬剤投与などの高度な処置が含まれている。

表2-6-8 救急医療機関の種類

初期救急医療機関	軽症者を担当。外来診療を主とする
二次救急医療機関	入院治療を必要する比較的の重症患者が対象
三次救急医療機関	二次救急医療機関で対応不可能な患者。複数の診療科で重症の患者を担当する

グラムが普及している。

●10.2　トリアージとバイタルチェック

　救急救命医療では，重症度，緊急度に応じた最善の医療を選択するための，患者への対応の優先順位を決定しなければならない。これを**トリアージ**とよび，意識，血圧，脈拍，呼吸，体温，尿量などのバイタルサインを確認し，決定される。例えば，意識レベルの評価は，Japan Coma Scale（JCS）や Glasgow Coma scale（GCS）を用い，血圧，脈拍，尿量などから循環動態を評価することとなる。その後，必要に応じて，心蘇生，呼吸状態，循環動態の改善を実施し，個々の病態に対する診断，処置，根治的な治療へと段階的に実施される。

●10.3　救急救命患者への処置と診断

　救急救命患者では，一次救命処置，二次救命処置が実施される。二次救命処置では，それぞれの状況に応じて，気管内挿管，気管切開，イレウス管挿入，胃洗浄，胸腔ドレナージ*などや，栄養関連の処置として，急速で大量の輸液が必要な場合の中心静脈路の確保，栄養剤投与のための胃チューブ挿入などが行われる。患者は，ショック，発熱，痙攣，呼吸困難，運動麻痺，頭痛，めまい，動悸，喀血などさまざまな症状を呈しており，これを問診・理学的所見，各種X線検査，血液検査などから早期に診断が下され，処置される。しかし，患者本人に意識障害があることや家族との連絡がとれないことなどから患者のさまざまな情報が正確に把握でき

■ドレナージ
　体腔内などにたまった血液や膿，浸出液などを体外に排出させる医療行為をいう。

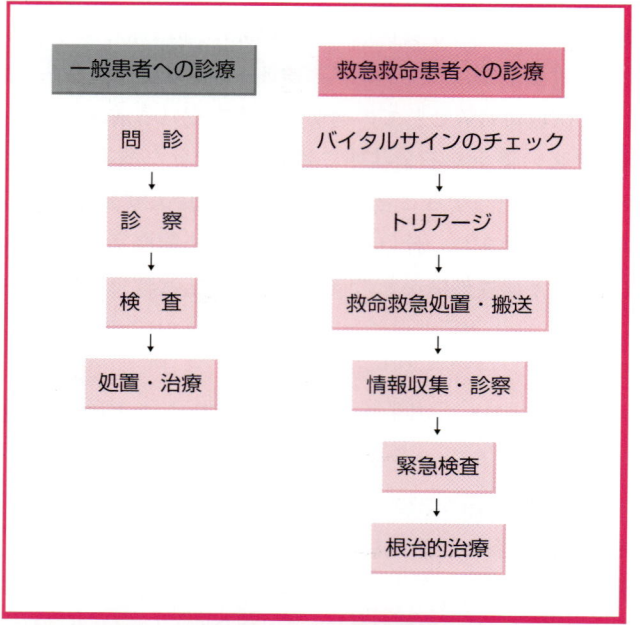

一般患者への診療	救急救命患者への診療
問　診	バイタルサインのチェック
↓	↓
診　察	トリアージ
↓	↓
検　査	救命救急処置・搬送
↓	↓
処置・治療	情報収集・診察
	↓
	緊急検査
	↓
	根治的治療

図2-6-6　一般患者と救急救命患者の診療の違い
（松川公一監修：はじめて学ぶ救急医学，p.13，国際医療福祉大学出版会，2002）

ないことがあり，これらの移行が円滑に実施されない場合もある。一般患者と救急救命患者の違いとしては，図2-6-6のようなことがあげられる。

●10.4　救急救命患者の水分・電解質管理，栄養管理

　救急救命患者では，生体内の水分や電解質が異常に喪失したり，欠乏することがある。例えば，熱傷時には熱傷面積に応じて不感蒸泄量が増加するので，水分必要量が増加し，37℃以上の発熱時には，1℃上昇するごとに150 mLの水分を追加する必要がある。ナトリウム（Na），カリウム（K）異常では，それぞれの状況に応じて，水分の補給，Na，Kの補給・除去が実施される。

　広範囲熱傷，重症外傷，重症感染症では，エネルギー必要量が増大したり，また病態によっては，平常時と比べて体内で利用されるエネルギー基質が変化する。そこで，循環動態，呼吸状態等の安定後の栄養管理では，呼気ガス分析により安静時エネルギー代謝量や呼吸商を計測することが必要となる。

参考文献，URL
- 清野裕・門脇孝・中村丁次・本田佳子編：NST 臨床栄養療法スタッフマニュアル，医学書院，2009
- 大熊利忠・金谷節子編：キーワードでわかる臨床栄養（改訂版）栄養で治す！基礎から実践まで，羊土社，2011
- 山東勤弥・幣憲一郎・保木昌徳・浅井宏祐編：レジデントのための栄養管理基本マニュアル，文光堂，2010
- 日本静脈経腸栄養学会編：静脈経腸栄養ガイドライン（第3版），照林社，2013
- 下田妙子編：エキスパート管理栄養士養成シリーズ18　臨床栄養学　栄養管理とアセスメント編，化学同人，2008
- 雨海照祥：臨床栄養別冊 JCN セレクト7　薬物―飲食物相互作用　的確な栄養療法のために，医歯薬出版，2012
- 日本病態栄養学会編：認定　病態栄養専門師のための病態栄養ガイドブック（改訂第3版），メディカルレビュー社，2011
- 日本糖尿病療養指導士認定機構 日本糖尿病療養指導士認定受験ガイドブック編集委員会：日本糖尿病療養指導士受験ガイドブック 2009―糖尿病療養指導士の学習目標と課題―，メディカルレビュー社，2009
- 日本糖尿病学会編・著：糖尿病治療ガイド2014-2015，文光堂，2014
- 厚生労働省：健康づくりのための運動基準2006，2006
- 厚生労働省：健康づくりのための身体活動基準2013，2013
- 太田和夫監修：血液浄化療法スタッフマニュアル（第2版），医学書院，2005
- 高崎眞弓ほか編著：麻酔科診療プラクティス18　周術期の輸液・輸血療法，文光堂，2005
- 大里敬一編集：図説・臨床看護医学16　周手術期の管理／集中治療，同朋社，2000
- 渡邊五郎・宗村美江子編：新体系看護学全書 別巻I　臨床外科看護学，メヂカルフレンド社，2006
- 桑野タイ子監修：シリーズ　ナーシング・ロードマップ 疾患別外科看護 基礎知識・関

連図と実践事例，中央法規出版，2011
- シリーズ生命倫理学編集員会編：シリーズ生命倫理学第12巻　先端医療，丸善出版，2012
- 吉田文武・酒井清隆：化学工学と人工臓器，共立出版，2000
- 日本人工臓器学会編：暮らしの中にある最先端医療の姿　人工臓器，いま，はる書房，2012
- 浅野武秀監修：インフォームドコンセント Tool　消化器外科イラスト LIBRARY（改訂版），メジカルビュー社，2010
- 辻井博彦監修：クリニカル・ナース BOOK：がん放射線治療とケア・マニュアル，医学芸術社，2003
- 井上俊彦ほか編：がん放射線治療と看護の実践　部位別でわかりやすい！最新治療と有害事象ケア，金原出版，2011
- 椿原彰夫編著：PT，OT，ST，ナースを目指す人のためのリハビリテーション総論－要点整理と用語解説（改訂2版），診断と治療社，2007
- 上田敏監修：標準リハビリテーション医学，医学書院，2012
- 日本再生医療学会監修，山中伸弥ほか編：再生医療叢書1　幹細胞，朝倉書店，2012
- 経済産業省：再生医療の実用化・産業化に関する報告書，再生医療の実用化・産業化に関する研究会，2013
  http://www.meti.go.jp/press/2012/02/20130222004/20130222004-2.pdf
- 松川公一監修：はじめて学ぶ救急医学，国際医療福祉大学出版会，2002
- 野村靖幸監修：薬剤師，MR，コメディカルのための救急医療，エルゼビア出版，2007
- 井上大輔・小川武希編著：STEP Series：救命救急，海馬書房，2007

第7章 終末期患者の治療

1. 終末期医療

●1.1 終末期医療（ターミナルケア）とは

　終末期医療を考えるにあたっては，何をもって終末期と考えるかについての共通認識が必要である．死後に終末期を振り返ることはたやすいが，死にゆく患者のどの時点から終末期と判断するかは非常に困難である．

　日本医師会は，「グランドデザイン2007」で，終末期（広義）は最善の治療を尽くしても，病状が進行性に悪化することを食い止められずに死期を迎えると判断される時期とし，複数の医療関係者が判断し，患者や家族がそれを理解し納得した時点で終末期が始まるとしている．さらに，2012年に発表された日本老年医学会の「立場表明」では，終末期を「病状が不可逆的かつ進行性で，その時代に可能な最善の治療により病状の好転や進行の阻止が期待できなくなり，近い将来の死が不可避となった状態」とし，いずれも余命何か月といった具体的な期間については触れておらず，いまだ終末期についての定義は確立してしない．

●1.2 終末期医療のガイドライン

　あらゆる医療行為は，医師から患者への十分な情報提供と両者の十分な話し合いに基づいて，患者自身による決定を最大限に尊重し行われることが原則である．しかしながら，患者本人による意思確認が困難であることが少なくなく，治療方針の決定には注意深いプロセスが必要である．

　厚生労働省は，2007年に「終末期医療の決定プロセスに関するガイドライン」を示した（表2-7-1）．終末期における治療の開始・不開始および中止等の医療の在り方の問題は，医療現場で重要な課題となっており，患者・医療従事者ともに広くコンセンサスが得られる基本的な点について確認し，それをガイドラインとして示すことがよりよき終末期医療の実現に資するとして，初めてガイドラインを策定した．このガイドラインは，終末期を迎えた患者と家族および医師をはじめとする医療従事者が，最善の医療とケアをつくり上げるプロセスを示し，患者，家族，医療・ケアチーム（担当医，看護師，ソーシャルワーカーなど）の話し合いが必要であり，それらの間で合意を得られない場合には，複数の専門家からなる委員会を設置し，その助言によりケアの在り方を見直し，合意形成に努めることが必要であると述べている．

表2-7-1 終末期医療の決定プロセスに関するガイドライン

1. 終末期医療及びケアの在り方
    ① 医師等の医療従事者から適切な情報の提供と説明がなされ，それに基づいて患者が医療従事者と話し合いを行い，患者本人による決定を基本としたうえで，終末期医療を進めることが最も重要な原則である。
    ② 終末期医療における医療行為の開始・不開始，医療内容の変更，医療行為の中止等は，多専門職種の医療従事者から構成される医療・ケアチームによって，医学的妥当性と適切性を基に慎重に判断すべきである。
    ③ 医療・ケアチームにより可能な限り疼痛やその他の不快な症状を十分に緩和し，患者・家族の精神的・社会的な援助も含めた総合的な医療及びケアを行うことが必要である。
    ④ 生命を短縮させる意図をもつ積極的安楽死は，本ガイドラインでは対象としない。

2. 終末期医療及びケアの方針の決定手続
    終末期医療及びケアの方針決定は次によるものとする。
   (1) 患者の意思の確認ができる場合
    ① 専門的な医学的な検討を踏まえたうえでインフォームド・コンセントに基づく患者の意思決定を基本とし，多専門職種の医療従事者から構成される医療・ケアチームとして行う。
    ② 治療方針の決定に際し，患者と医療従事者とが十分な話し合いを行い，患者が意思決定を行い，その合意内容を文書にまとめておくものとする。
    上記の場合は，時間の経過，病状の変化，医学的評価の変更に応じて，また患者の意思が変化するものであることに留意して，その都度説明し患者の意思の再確認を行うことが必要である。
    ③ このプロセスにおいて，患者が拒まない限り，決定内容を家族にも知らせることが望ましい。
   (2) 患者の意思の確認ができない場合
    患者の意思確認ができない場合には，次のような手順により，医療・ケアチームの中で慎重な判断を行う必要がある。
    ① 家族が患者の意思を推定できる場合には，その推定意思を尊重し，患者にとっての最善の治療方針をとることを基本とする。
    ② 家族が患者の意思を推定できない場合には，患者にとって何が最善であるかについて家族と十分に話し合い，患者にとっての最善の治療方針をとることを基本とする。
    ③ 家族がいない場合及び家族が判断を医療・ケアチームに委ねる場合には，患者にとっての最善の治療方針をとることを基本とする。
   (3) 複数の専門家からなる委員会の設置
    上記（1）及び（2）の場合において，治療方針の決定に際し，
    ・医療・ケアチームの中で病態等により医療内容の決定が困難な場合
    ・患者と医療従事者との話し合いの中で，妥当で適切な医療内容についての合意が得られない場合
    ・家族の中で意見がまとまらない場合や，医療従事者との話し合いの中で，妥当で適切な医療内容についての合意が得られない場合
    等については，複数の専門家からなる委員会を別途設置し，治療方針等についての検討及び助言を行うことが必要である。

(厚生労働省，平成19年5月)

1.3 高齢者の終末期医療およびケアの問題点

　高齢者特有の事情により，終末期の医療およびケアにおいて，いくつかの問題が生じる。死に向かう過程で生じる「摂食不能」がそのひとつである。アメリカ，オランダでは，延命治療としての人工呼吸，人工栄養の中止について認められているが，日本では，摂食不能が不可逆的であると判断することは困難と考えられており，補液などの医療処置を行わない例は少ない。したがって，日本では個別事例ごとの判断となるため，患者の意思決定がきわめて重要となり，意思決定のプロセスに関するガイドラインとして，人工的水分・栄養補給の導入を検討する動きもみられる。

2. 緩和医療

2.1 緩和医療とは

　緩和医療は，世界保健機関（WHO）が，「生命を脅かす疾患に伴う問題に直面する患者と家族に対し，疼痛や身体的，心理社会的，スピリチュアルな問題を早期から正確にアセスメントし決定することにより，苦痛の予防と軽減を図り，生活の質（QOL）を向上させるためのアプローチ」と定義している。終末期の苦痛は，身体的痛みにとどまらず，精神的痛み，社会的痛み，スピリチュアルペインを含むトータルペイン（全人的苦痛）であり，これらすべてに対応が求められる。患者，家族が直面するさまざまな問題に対し援助する医療を緩和医療という。

　2007年に施行されたがん対策基本法の中で，生活の維持・向上のために，治療の早期から緩和医療が適切に導入されることの重要性が述べられている。具体的に「緩和医療が必要な時期」とは，患者・家族が何らかの苦痛や心配を持ち，解決が必要になった時期である。緩和医療を施行するかどうかは，従来は患者の状態が「終末期」に近いことが判断材料となっていたが，近年では，終末期や治療中（例：抗がん剤投与）の別によって決まるのではなく，患者に「苦痛」があるかどうかという点が判断のための重要なポイントとなっている（図2-7-1）。

2.2 緩和医療（ケア）病棟と緩和医療（ケア）チーム

　わが国で利用できる緩和医療を専門的に提供する機関には緩和ケア病棟，緩和ケアチーム，在宅療養支援診療所，訪問看護ステーションなどがある。

　緩和ケア病棟とは，主にがん患者を対象とした痛みや苦痛を取り除き，患者・家族の意向を尊重しながら治療・ケアを行うことを目的とした病棟のことであり，厚生労働大臣が定める施設に適合している場合には，**緩和ケア病棟入院料**＊を算定できる。なお，緩和ケア病棟は，症状を緩和し，自宅への退院も可能であり，終末期

＊2015年現在における緩和ケア病棟入院料の届出医療機関数は360施設，ベッド数は7,304床となっている。

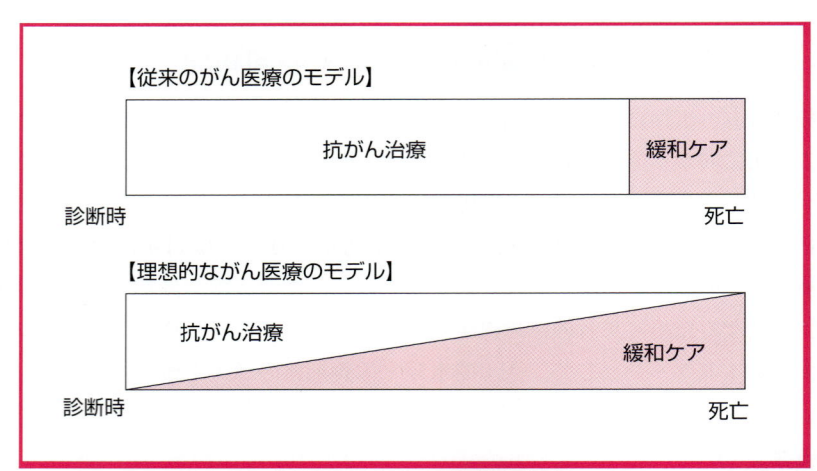

図2-7-1　がんの医療モデル
（日本医師会監修：がん緩和ケアガイドブック，2013より引用）

患者のみが対象となる病棟ではない。

　一方，緩和ケアチームとは，主に一般病棟の入院患者を対象とし，身体症状の緩和を専門とする医師，精神症状の緩和を専門とする医師，緩和ケアの経験を有する看護師，緩和ケアの経験を有する薬剤師などにより，苦痛やつらさの緩和を行うコンサルテーションチームのことである。苦痛緩和は，終末期のみに限らず，抗がん剤や放射線などの治療を行っている時期から行われる。がん診療連携拠点病院の指定要件において，緩和ケアチームの設置は必須となっており，厚生労働大臣の定める施設基準に適合している場合には，**緩和ケア診療加算**を算定できる。

●2.3　看　取　り

　これまでの主たる看取りの場は病院であったが，自宅や施設での看取りを希望する高齢者の増加とともに，2006年より診療報酬上に在宅療養支援診療所が新たに位置づけられた。在宅医が他の病院，診療所，薬局，訪問看護ステーションなどとの連携を図りつつ，24時間往診および訪問看護などを提供する試みに対し，国の支援体制がつくられ，今後も病院以外での看取りが増加することが見込まれている。

　医師法では，診療継続中の患者が受診後24時間以内に診療中の疾患で死亡した場合，死後改めて診察しなくても，死亡診断書を交付することを認めている。また，受診後24時間を超える場合でも，まず診療を行い，そのうえで生前に診療していた傷病が死因と判定できれば，死亡診断書を発行することができる。

　患者が死亡した後に家族に対するケアは，**グリーフケア**（悲嘆回復）とよばれ，緩和医療の重要な過程と位置づけられている。

3. 死の判定と尊厳死

●3.1 心臓死と脳死

　死とは，生命現象が不可逆的に失われた状態をいう。その判断には，呼吸停止（息が止まっている），心停止（心臓が動いていない），瞳孔散大（黒目が広がっている）の3つの徴候で確認され，これを心臓死とよぶ。一方，脳死とは，すべての脳機能が停止した後でも，人工呼吸器や体外循環などにより呼吸や循環が人為的にある期間保たれる場合があり，この状態を脳死という。また，植物状態とは，脳に何らかの重い障害を受け，外界からの刺激に全く反応しない状態に陥った後，呼吸や対光反射などの生命徴候は認めるが，外部との意思の疎通ができない状態をいう。

●3.2 尊 厳 死

　尊厳死とは，人間としての尊厳を保ちながら患者が納得のいく死を迎えることであり，どのように最期を迎えるかは，患者自らが決定する自己決定権の尊重である。しかし，末期状態にある患者は，意思決定ができない状態が多い。

　日本尊厳死協会が推進している「尊厳死の宣言書」（**リビング・ウイル**）は，自分が最期を迎えるときに，医師に提示して，人間らしく安らかに，自然な死をとげる権利を確立する運動である。リビング・ウイルとは，自然な死を求めるために自発的意思で明示した「生前発効の遺言書」である。その主な内容は，以下の3つである。

① 不治かつ末期になった場合，無意味な延命措置を拒否する。
② 苦痛を和らげる措置は最大限に実施する。
③ 回復不能な遷延性意識障害（持続的植物状態）に陥った場合は生命維持措置をとりやめる。

　リビング・ウイルがあることにより，意識不明の病気や不慮の事故で倒れたときでも，近親者が「本人の意思」を医師に伝えることができる。例えば，自分が不治末期の病状になったら，死期を引き延ばすだけの延命治療は一切断り，苦痛を和らげるだけの治療を希望できる。また，植物状態になったときは，生命維持装置をはずして欲しいという本人の意思が尊重される。

　リビング・ウイルの法制化については，米国では1976年に「カリフォルニア州自然死法」が制定され，現在では，米国のほとんどの州で同様のリビング・ウイルの法制化が行われている。わが国においても，患者の延命治療を拒む権利があるという意識が高まっていて，リビング・ウイルを普及していこうとする動きがみられる。

参考文献,URL

- 飯島節:高齢者終末期医療にかかわる医師が直面する課題.医学のあゆみ,2011;239(5);556-563
- 大内尉義・秋山弘子編集:新老年学,pp.1571-1573,東京大学出版会,2010
- 日本医師会:グランドデザイン2007国民が安心できる医療を目指して―各論第2版,pp.68-72,2007
- 日本老年医学会:立場表明,pp.1-4,2012
- 厚生労働省:終末期医療の決定プロセスに関するガイドライン,2007
- 日本老年医学会:高齢者ケアの意思決定プロセスに関するガイドライン 人工水分・栄養補給の導入を中心として,2012
- 日本医師会監修:がん緩和ケアガイドブック,pp.8-13,青海社,2013
- 日本老年医学会編集:健康長寿診療ハンドブック,pp.121-125,日本老年医学会,2011
- 加藤昌彦・田村明編集:イラスト人体そのしくみと働き,pp.132-134,東京教学社,2009
- http://www.songenshi-kyokai.com/ 日本尊厳死協会
- 井口昭久編集:これからの老年学第2版,名古屋大学出版会,2000
- 葛谷雅文・秋下雅弘編集:ベッドサイドの高齢者の診かた,pp.271-284,南山堂,2008
- 鳥羽研二監訳:エンドオブライフ・ケア 終末期の臨床指針,医学書院,2004
- 松本和則・嶋田裕之:老年医学2版,中外医学社,2010
- 山崎智子監修:老年看護学,金芳堂,2004
- 三浦久幸:高齢者終末期医療-倫理ジレンマを乗り越えるために.日老医誌,2007;44;162-164
- 三浦久幸:高齢者終末期医療と倫理.日老医誌,2008;45;395-397
- 林和彦:我が国の緩和ケアの現状.東女医大誌,2013;83(1);1-5

第8章 根拠に基づいた医療（EBM）

1. EBM

●1.1 EBMとは

　エビデンスとは，臨床研究による実証のことである。臨床研究とは，患者を中心に考えた患者の予後改善のために組み立てられた研究である。そして，「Evidence-Based Medicine（EBM）＝根拠に基づく医療」とは，1991年にカナダのGuyattが提唱した患者個々の臨床問題を解決する際に，従来の理論や経験則だけに頼るのではなく，臨床の場でのさまざまな判断を行う際に，臨床アウトカムを指標としたエビデンスを活用する医療様式である。

　EBMの実践手順の流れは，図2-8-1に示した通りである。エビデンスの活用は，質と誤差を医療者が妥当性と信頼性を評価し，患者の意向，自身の知識，経験を合わせたうえで，患者が持つ問題をマネージすることが重要である。つまり，EBMは従来の医療に代わるものではなく，よりよい医療のための「判断を補助する役割」を持つ。

●1.2 研究デザインとエビデンスレベル

　臨床研究の出発点は，臨床現場から発せられる疑問，臨床的議題である。疫学者Fletcherは，臨床的議題のカテゴリーとして，疾病の頻度，原因・リスクファクター，診断，予後，治療，コスト，不確定状況での意思決定を示し（表2-8-1），それぞれの臨床的課題に答えるための疫学研究のデザインを提示している。

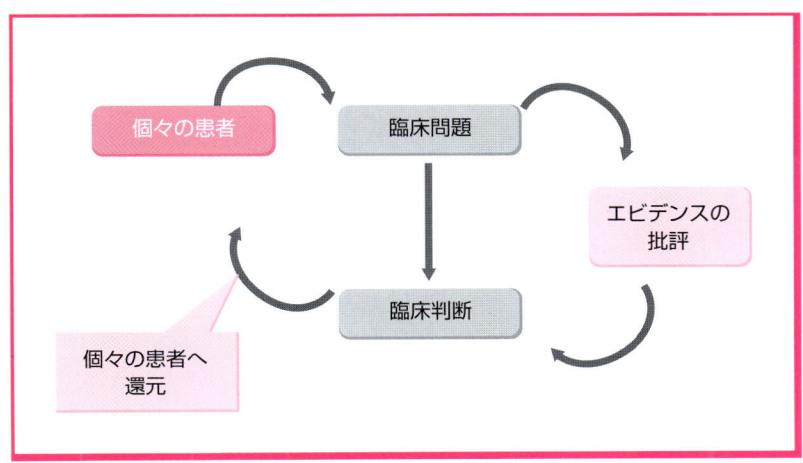

図2-8-1　EBMの実践手順
（能登洋：やさしいエビデンスの読み方・使い方，p.7，南江堂，2010）

第2部 疾患治療の基礎知識

表2-8-1 臨床的議題のカテゴリーと代表的な研究方法

臨床的議題	研究方法
頻度	横断研究（有病割合） コホート研究（罹患率）
原因・リスクファクター	コホート研究，症例対照研究
診断	比較研究（横断研究） 検査特性分析
予後	コホート研究
治療	介入研究（RCTなどの臨床試験）
コスト	費用対効果分析など
不確定状況での意思決定	決断分析

＊いずれの研究でも知見の統合はメタアナリシス
(中山健夫：臨床研究から診療ガイドラインへ―根拠に基づく医療（EBM）の原点から．目耳鼻，2010；113；93-110)

表2-8-2 研究デザインとエビデンスレベル

レベル	分類	比較群	無作為割り付け	研究デザイン例
Ia	システマティックレビュー/メタアナリシス	○	○	複数のRCT研究
Ib	1つ以上のRCT	○	○	RCT
IIa	1つ以上のCCT	○	△	CCT
IIb	少なくともよくデザインされた準実験的研究	○	×	コホート研究 ケースコントロール研究
III	比較試験や相関研究，ケースコントロール研究など，よくデザインされた非実験的記述的研究	×	×	ケースシリーズ研究 症例報告
IV	専門家委員会や権威者の意見	×	×	総説など

レベル高 ↑　←→　↑ バイアスが少ない
レベル低　　　　　　バイアスが多い

米国保健政策研究局 AHCPR（Agency for Health Care Policy and Research）＊による
＊現在のAHRQ（Agency for Healthcare Research and Quality）

研究デザインと**エビデンスレベル**との関係は，表2-8-2に示す通りである。エビデンスレベルは，研究デザインの組み立て方法によって，エビデンスの水準の高低が決められている。最もエビデンスレベルの高い研究デザインは，**メタアナリシス**といい，過去に行われた複数の独立した**比較臨床試験**（randomized controlled traial：RCT）＊の結果を合わせて解析し，治療法の効果を，1試験よりも精度の高

■比較臨床試験（RCT）
対照群と介入群とを，乱数表などを用い，無作為に割り付けて研究を行う方法。RCTと同様の研究デザインとしてCCT：controlled clinical trial がある。無作為割り付けの方法に準じた方法をとる研究デザイン（例：曜日，誕生日など）をいう。

表 2-8-3　代表的なバイアス

測定バイアス	測定者による判断基準の違い，機器・測定条件など技術的な違い，日内，年内変動
選択バイアス	対象者の選び方に偏りがある（例：大学病院の患者は診療所の患者とは疾患や特徴が異なる）
情報バイアス	治療内容がわかっている場合，主観，先入観，ひいき目が生じ判断の客観性が損なわれる
交絡バイアス	2つのデータ間に本当は関連がないのに，第3の要因によって一見関連があるように見えてしまう場合
出版バイアス	有意差のない結果の論文（ネガティブデータ）は論文として発表されない可能性が高く，偏った情報しか入ってこない
利害バイアス	臨床研究にスポンサーがある場合に生じるゆがみ

い水準の結果を得るものである。

　エビデンスレベルは，研究を実施する際，評価に当たって生じる誤差，差異，ずれの少ない研究デザインほど水準が高くなる。研究の誤差，差異，ずれのことを**バイアス**といい，標本の作成，介入，評価およびデータ解析など人為的な操作が入る部分に発生する。主なバイアスを，表2-8-3に示した。バイアスをより少なくする方法として，**無作為割り付け**＊や**盲検法**＊が用いられている。なお，エビデンスレベルが最も高いメタアナリシスにおいても，選択バイアスや出版バイアスが関連するため，注意が必要である。

2. 診療ガイドライン

　EBMに基づいた医療を実践することは，現時点で実施できる最良の医療を実行することである。そのため，診療ガイドラインの策定が，それぞれの疾患の専門学会を中心に進められている。例えば，日本高血圧学会は，現在，「高血圧治療ガイドライン2019（JSH2019）」として，初診時の高血圧管理計画を図2-8-2のようなフローチャートで示しており，多くの医療者は，これに基づいて診療および治療を行っている。つまり，ガイドラインに基づいた診療，治療が全国で行われることにより，どの医療機関においても医療の質の確保ができ，患者は安心できる治療を受けられる可能性が高くなる。

■無作為割り付け
　対照群と介入群に分ける際に，統計学的な偏りができるだけ小さくなるように，乱数表などを用いて割り付ける方法。

■盲検法
　対照群と介入群のどちらに割り振られているかを，対象者，治療者，結果の判定者，データの解析者のどのレベルで知らないかによって，一重から四重に分類される。

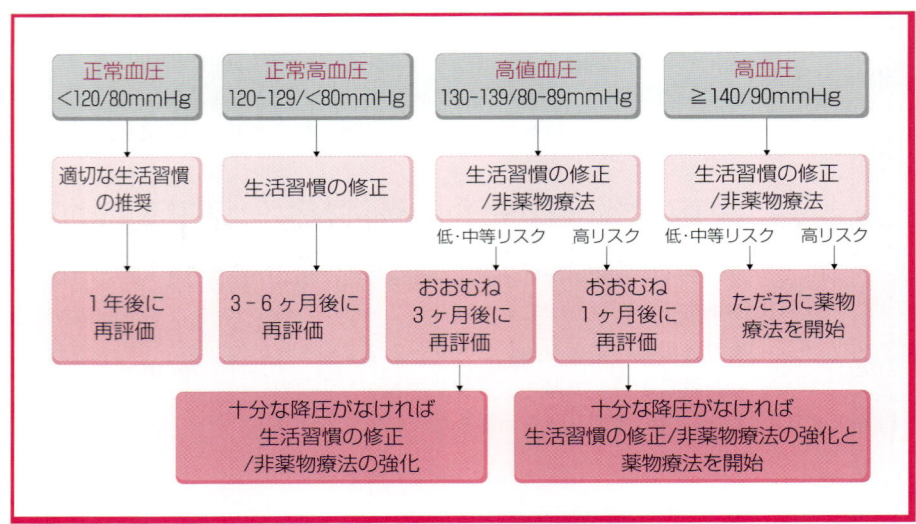

```
┌─────────────────┬─────────────────┬─────────────────┬─────────────────┐
│    正常血圧      │    正常高血圧    │    高値血圧      │     高血圧       │
│  <120/80mmHg    │ 120-129/<80mmHg │ 130-139/80-89mmHg│  ≧140/90mmHg    │
└────────┬────────┴────────┬────────┴────────┬────────┴────────┬────────┘
         │                 │                 │                 │
    適切な生活習慣      生活習慣の修正     生活習慣の修正／    生活習慣の修正／
      の推奨                              非薬物療法          非薬物療法
                                     低・中等リスク 高リスク  低・中等リスク 高リスク
```

図2-8-2 初診時の高血圧管理計画
（日本高血圧学会：高血圧治療ガイドライン2019, p.51, ライフサイエンス出版, 2019）

参考文献, URL

- Guyatt G：Evidence-based medicine．ACP Journal Club, 1991；114；A-16
- 能登洋：やさしいエビデンスの読み方・使い方, 南江堂, 2010
- 中山健夫：臨床研究から診療ガイドラインへ-根拠に基づく医療（EBM）の原点から. 日耳鼻, 2010；113；93-100
- Fletcher RH, Fletcher SW, 福井次矢翻訳：臨床疫学-EBM 実践のための必須知識第2版, メディカルサイエンスインターナショナル, 2006
- 加藤昌彦・田村明編集：イラスト人体そのしくみと働き, pp.132-134, 東京教学社, 2009
- 日本高血圧学会：高血圧治療ガイドライン2019, ライフサイエンス出版, 2019
- http://minds.jcqhc.or.jp/n/　日本医療機能評価機構 Minds
- 対馬栄輝：医療系研究論文の読み方・まとめ方, 東京図書, 2010
- 門脇孝・小室一成・宮地良樹監修：診療ガイドライン UP-TO-DATE 2012-2013, メディカルレビュー社, 2012

第3部
臨床検査値の読み方

第3部 臨床検査値の読み方

日常診療においては，問診（医療面接），身体診察，臨床検査，画像検査の結果を総合的に評価することによって患者を診断する。**臨床検査**は，患者の異常状態について客観性の高い情報を提供するので，診断のみならず，治療，経過観察を行ううえできわめて重要である。最近の生命科学研究の発展に伴い，臨床検査の医療に占める役割は年々大きくなり，検査項目の数も膨大となっている。その結果，すべての検査項目を医療従事者が理解し，患者の状態に応じて的確に検査項目を選択し，検査結果を適正に評価することは次第に困難になってきている。

日本臨床検査医学会は，日常初期診療において，迅速に結果が得られ，いつでも，どこでも，どのような初診患者に対しても容易に適用できる経済的な最小限度の検査の組み合わせとして「**基本的検査**」を提示した。表3-1に，2003年の「基本的検査」改定案を示す。病歴情報と身体診察所見に加えて基本的検査所見を総合的に評価し，どの系統の疾患ないし病態かを推定し，仮の診断を行う。次に患者の問題点を明確化し，問題解決に必要な臓器系統別検査を行い，診断を得るというプロセスを踏むものである。確定診断のための検査で陽性所見が得られなければ，次の可能性を考えてそれに必要な検査を選択するという直列的検査選択が効果的，経済的で診療能力の向上にもつながるとされている。

栄養サポートチーム（NST）では，医師，管理栄養士，薬剤師，看護師，臨床検査技師などの多職種の専門家が連携・協働して栄養サポートを実施する。したがって，診断，治療，経過観察に用いられる臨床検査情報の共有化は必須である。実際の臨床現場では，膨大な臨床検査情報に向き合い，管理栄養士がその解釈に苦慮することが予想される。そこで，第3部では，NSTの実践で必要となる検査項目について，検体検査を中心に，試料（検体）の種類，基準値と注意点，主な疾患・病態との関連を簡潔にまとめた。なお，臨床検査検体の種類・採取方法，基準値の考え方の詳細については，第1部第3章を参照されたい。

表3-1　基本的検査

基本的検査（1）（改定案）（いつでもどこでも必要な検査）	基本的検査（2）（改定案）（入院時あるいは外来初診時でも必要のあるとき行う）
1. 尿検査：たんぱく，糖，潜血 2. 血液検査：白血球数，ヘモグロビン，ヘマトクリット，赤血球数，赤血球恒数（指数） 3. CRP 4. 血液化学検査：血清総たんぱく濃度，アルブミン［アルブミン・グロブリン比（A/G比）］	1. 尿検査：色調，混濁，pH，比重，たんぱく，糖，潜血，尿沈渣 2. 血液検査：白血球数，ヘモグロビン，ヘマトクリット，赤血球数，赤血球恒数（指数），血小板数，末梢血液像 3. 化学検査：血清総たんぱく濃度，血清たんぱく分画，随時血糖（またはヘモグロビンA1c），総コレステロール，中性脂肪，AST，ALT，LD，ALP，γ-GT，コリンエステラーゼ，尿素窒素，クレアチニン，尿酸 4. 糞便検査：潜血反応 5. 血清検査：CRP，HBs抗原・抗体検査，HCV抗体，梅毒血清反応 6. 胸部単純X線撮影 7. 腹部超音波検査 8. 心電図検査

（日本臨床検査医学会ガイドライン作成委員会編：臨床検査のガイドライン JSLM2012，p.2-3，日本臨床検査医学会，2012より）

1. 血液学的検査

	検査項目	基準値と注意点など	試料	高値(増加)を示す疾患・病態など	低値(減少)を示す疾患・病態など
赤血球系	赤血球数 (RBC)	男性：420-554×10^4/μL 女性：384-488×10^4/μL	全血	真性赤血球増加症	貧血（ヘモグロビンが酸素運搬体の役割をはたすことから、ヘモグロビン量が最も重要な貧血の指標となる）
	ヘモグロビン量 (Hb)	男性：13.8-16.6 g/dL 女性：11.3-15.5 g/dL			
	ヘマトクリット値 (Ht)	男性：40.2-49.4% 女性：34.4-45.6%			
	平均赤血球恒数		全血	貧血の鑑別診断に用いる。特に赤血球の大きさ(MCV)に基づく分類が重要 【MCV・MCH 増加，MCHC 正常】巨赤芽球性貧血（悪性貧血などのビタミンB$_{12}$欠乏性貧血，葉酸欠乏性貧血） 【MCV・MCH・MCHC 正常】各種の溶血性貧血，出血性貧血，再生不良性貧血，骨髄癆性貧血（白血病，多発性骨髄腫） 【MCV・MCH・MCHC 減少】鉄欠乏性貧血，サラセミア，鉄芽球性貧血，無トランスフェリン血症，慢性疾患に伴う貧血（ACD）	
	平均赤血球容積 (MCV)	男性：82.7-101.6 fL 女性：79.0-100.0 fL			
	平均赤血球血色素量 (MCH)	男性：28.0-34.6 pg 女性：26.3-34.3 pg			
	平均赤血球血色素濃度 (MCHC)	男性：31.6-36.6 g/dL 女性：30.7-36.6 g/dL			
	網赤血球 (Ret)	0.5-2.0% 1-10×10^4/μL 絶対数での評価が重要	全血	溶血性貧血，大量出血，貧血からの回復期	再生不良性貧血，骨髄機能低下
	赤血球寿命	T$_{1/2}$：25-40日	全血		溶血性貧血，出血
白血球系	白血球数 (WBC)	3500-9200/μL	全血	【高度高値（50000/μL 以上）】白血病，骨髄増殖性腫瘍，重篤な感染症，悪性腫瘍 【軽度-中等度高値(10000-50000/μL)】感染症，自己免疫性疾患，ストレス，重症の代謝異常，薬物中毒，白血病，骨髄増殖性腫瘍，妊娠，副腎皮質ステロイド薬投与	再生不良性貧血，抗癌薬投与，薬物アレルギー，放射線照射，癌の骨髄転移，骨髄異形成症候群，悪性貧血，脾機能亢進症，腸チフス，ウイルス感染症，骨髄線維症，粘液水腫，AIDS，無顆粒球症
	白血球百分率	絶対数での評価が重要	全血		
	好中球	40.0-60.0% (1800-7200/μL)		急性感染症，その他の炎症，悪性腫瘍，血液疾患，副腎皮質ステロイド薬投与	ウイルス感染症，薬物，血液疾患，膠原病
	好酸球	2.0-4.0% (0-500/μL)		アレルギー疾患，寄生虫，皮膚疾患	副腎皮質ステロイド薬投与
	好塩基球	0-2.0% (0-150/μL)		慢性骨髄性白血病，甲状腺機能低下症	甲状腺機能亢進症
	リンパ球	26.0-40.0% (1500-4000/μL)		ウイルス感染症，血液疾患	細菌による急性感染症，副腎皮質ステロイド薬・抗癌薬投与，放射線照射
	単球	3.0-6.0% (200-950/μL)		慢性感染症，血液疾患，膠原病	副腎皮質ステロイド薬・抗癌薬投与
止血・血栓系	血小板数 (Plt)	15.5-36.5×10^4/μL	全血	本態性血小板血症，真性赤血球増加症，慢性骨髄性白血病，骨髄線維症	特発性血小板減少性紫斑病，薬物性血小板減少症，再生不良性貧血，白血病，巨赤芽球性貧血，脾機能亢進症，遺伝性血小板減少症
	血小板粘着能 (血小板停滞率)	30-70% （コラーゲンビーズカラム法）	クエン酸加全血	虚血性心疾患，糖尿病，脂質異常症	種々の血小板機能低下症
	血小板凝集能	例えば，2-5μg/mL コラーゲン刺激で 40-80% 健常コントロールとの比較が望ましい	クエン酸加全血より多血小板血漿を調整	虚血性心疾患，糖尿病，脂質異常症	種々の血小板機能低下症
	出血時間	1-3分 (Duke法) 3-10分 (Simplate法) 再現性に乏しく，最近は行われなくなっている		【延長】毛細血管の脆弱性，血小板減少，血小板機能異常	
	β-トロンボグロブリン (β-TG)	7-50 ng/mL	血漿（抗血小板薬カクテル CTAD入り）	生体における血小板活性化亢進状態	
	血小板第4因子 (PF4)	2-18 ng/mL			

	検査項目	基準値と注意点など	試料	高値(増加)を示す疾患・病態など	低値(減少)を示す疾患・病態など
止血・血栓系	プロトロンビン時間（PT）		血漿（クエン酸血漿）	【凝固時間延長】重症肝疾患，DIC（播種性血管内凝固症候群），薬剤（ワルファリン，アルガトロバン），ビタミンK欠乏症，凝固因子欠乏・異常症（フィブリノゲン，第II・V・VII・X因子），循環抗凝血素	
	凝固時間	11-13 秒			
	INR	0.9-1.1			
	PT比	0.85-1.15			
	PT活性	70％以上			
	活性化部分トロンボプラスチン時間（APTT）	27-37 秒	血漿（クエン酸血漿）	【延長】重症肝疾患，DIC，薬剤（ヘパリン，ワルファリン，アルガトロバン），ビタミンK欠乏症，凝固因子欠乏・異常症（フィブリノゲン，第II・V・VIII・IX・X・XI・XII因子，高分子キニノゲン，プレカリクレイン），ループスアンチコアグラント，第V・VIII・IX因子に対する循環抗凝血素	
	フィブリノゲン	160-350 mg/dL 急性期相たんぱく質	血漿（クエン酸血漿）	炎症，悪性腫瘍，ネフローゼ症候群	重症肝疾患，DIC，無・異常フィブリノゲン血症，薬剤（L-アスパラギナーゼ，バトロキソビン，線溶療法）
	トロンボテスト（TT）	70-130％	血漿・全血（クエン酸加）	PIVKA（ビタミンK欠乏時産生たんぱく）の影響を受けて低下しやすい	
	ヘパプラスチンテスト（HPT）	70-130％		PIVKAの影響を受けにくい	
	アンチトロンビン（AT）	80-130％	血漿（クエン酸血漿）		先天性アンチトロンビン欠損症，DIC，敗血症，血栓症，肝硬変，劇症肝炎
	トロンビン・アンチトロンビン複合体（TAT）	3.0 ng/mL 以下		DIC，敗血症，血栓症，肝硬変，劇症肝炎	
	可溶性フィブリンモノマー複合体	陰性（FMテスト） 6.1 μg/mL 未満 キットごとに異なる			
	血液凝固因子活性 II・V・VII・VIII・IX・X・XI・XII・XIII因子	70-120％	血漿（クエン酸血漿）		単一の凝固因子の場合：先天性出血傾向　複数の凝固因子の場合：後天性出血傾向
	プロテインC活性	70-140％			先天性プロテインC欠損症，DIC，敗血症，血栓症，肝硬変，劇症肝炎
	プロテインS活性	70％以上	血漿（クエン酸血漿）		先天性プロテインS欠損症，DIC，敗血症，血栓症，肝硬変，劇症肝炎
	プラスミノゲン	80-130％			先天性プラスミノゲン欠損症，DIC，敗血症，血栓症，肝硬変，劇症肝炎
	フィブリン・フィブリノゲン分解産物（FDP）	5 μg/mL 以下 キットごとに異なる	血清	DIC，劇症肝炎，肝硬変，血栓症，悪性腫瘍，ウロキナーゼ投与，手術後	
	血漿FDP（P-FDP）	5 μg/mL 未満 キットごとに異なる	血漿（クエン酸血漿）		
	Dダイマー	1.2 μg/mL 以下 キットごとに異なる			
	プラスミン・α_2プラスミンインヒビター複合体（PIC）	0.8 μg/mL 以下			
全血液	赤沈（赤血球沈降速度）（ESR）	成人男性：3-10 mm/時以下　成人女性：4-15 mm/時以下	クエン酸加全血	感染症，炎症性疾患，心筋梗塞，悪性腫瘍	赤血球増加症，DIC

2．血液生化学検査

	検査項目	基準値と注意点など	試料	高値(増加)を示す疾患・病態など	低値(減少)を示す疾患・病態など
糖質および関連物質	グルコース（ブドウ糖）	70-109 mg/dL（空腹時，静脈血漿）全血で測定すると血漿の測定値より低くなる	全血・血漿	糖尿病，（126 mg/dL 以上が糖尿病域），その他の耐糖能障害	インスリノーマ，糖尿病治療薬の使用，反応性低血糖
	ガラクトース	4.3 mg/dL 以下	全血（除たんぱく上清）	高ガラクトース血症	
	ピルビン酸	0.3-0.9 mg/dL		循環不全，肝疾患，糖尿病，乳酸脱水素酵素欠損症	
	乳酸	4-16 mg/dL 小児では成人よりやや高値		ショックなどによる循環不全，骨格筋の過剰運動，心筋梗塞，肺塞栓，呼吸不全，肝不全・尿毒症・糖尿病などの全身性代謝異常	
	シアル酸	44-71 mg/dL 急性期反応性物質	血清	炎症や悪性腫瘍などの活動性病態を反映	
	ケトン体			肝で脂肪酸の酸化により生成される	
	総ケトン体	120 μM 以下	血清	糖尿病，栄養不良，飢餓状態，妊娠高血圧症候群	
	アセト酢酸	68 μM 以下			
	β-ヒドロキシ酪酸	74 μM 以下			
脂質および関連物質	総脂質	355-710 mg/dL	血清		
	トリグリセリド（中性脂肪）(TG)	50-150 mg/dL 食後高値を示す。日差変動が大きい	血清	家族性高リポたんぱく血症，肥満，甲状腺機能低下症，Cushing 症候群，糖尿病，妊娠	β-リポたんぱく欠損症，甲状腺機能亢進症，副腎不全，肝硬変
	遊離脂肪酸(FFA)	100-800 μEq/L 生理的変動が大きい	血清	糖尿病，重症肝障害，甲状腺機能亢進症，褐色細胞腫，急性心筋梗塞，Cushing 症候群	甲状腺機能低下症，下垂体機能低下症，インスリノーマ，Addison 病
	リン脂質(PL)	150-250 mg/dL	血清	閉塞性黄疸，原発性胆汁性肝硬変，家族性高リポたんぱく血症，ネフローゼ症候群，甲状腺機能低下症	β-リポたんぱく欠損症，重症肝障害，Tangier 病，甲状腺機能亢進症，吸収不良症候群
	総コレステロール(TC)	130-220 mg/dL 20 歳以降，加齢に伴い徐々に増加。特に女性は更年期以降急速に増加。患者カテゴリー別に管理目標値がある	血清	家族性高コレステロール血症，糖尿病，妊娠，Cushing 症候群，ステロイド長期投与，甲状腺機能低下症，ネフローゼ症候群，閉塞性黄疸	β-リポたんぱく欠損症，甲状腺機能亢進症，Addison 病，重症肝障害，吸収不良症候群
	遊離型コレステロール	30-60 mg/dL	血清		コレステロールのエステル比はLCAT が担う。肝障害では，LCAT合成・分泌の低下により，エステル比が低下する（LCAT, p.131 参照）
	エステル型コレステロール	90-200 mg/dL			
	コレステロールエステル比	73-77%			
	HDL コレステロール(HDL-C)	40-65 mg/dL 女性は男性より高値	血清	コレステロールエステル転送たんぱく欠損症，肝性リパーゼ欠損症，アルコール摂取，原発性胆汁性肝硬変，薬剤	Tangier 病，LCAT 欠損症，糖尿病，慢性腎不全，肥満，喫煙
	LDL コレステロール(LDL-C)	70-139 mg/dL 20 歳以降，加齢に伴い徐々に増加。特に女性は更年期以降急速に増加。患者カテゴリー別に管理目標値がある	血清	家族性高コレステロール血症，特発性高コレステロール血症，糖尿病，甲状腺機能低下症，先端巨大症，下垂体機能低下症，閉塞性黄疸	低 β-リポたんぱく血症，甲状腺機能亢進症，栄養障害，重症肝疾患
	アポたんぱく分画		血清		
		男(mg/dL) ／ 女(mg/dL)			
	アポ A-I	119-155 ／ 126-165			
	アポ A-II	25.9-35.7 ／ 24.6-33.3			
	アポ B	73-109 ／ 66-101			
	アポ C-II	1.8-4.6 ／ 1.5-3.8			
	アポ C-III	5.8-10.0 ／ 5.4-9.0			
	アポ E	2.7-4.3 ／ 2.8-4.6			
	リポたんぱく(a)(LP(a))	30 mg/dL 以下 同一個人の値は遺伝的に規定されており，おおむね一定である	血清	虚血性心疾患，脳血管障害，閉塞性動脈硬化症，糖尿病，腎疾患	

第3部 臨床検査値の読み方

	検査項目	基準値と注意点など	試料	高値(増加)を示す疾患・病態など	低値(減少)を示す疾患・病態など
脂質および関連物質	過酸化脂質	2-6 nmol/mL 加齢とともに増加	血清	動脈硬化症,脳梗塞,脳出血,心筋梗塞,狭心症,肺結核,間質性肺炎,肝障害,糖尿病,肥満,腎不全など	
	総胆汁酸(TBA)	10μM以下 食後に上昇	血清	肝硬変,肝炎,肝内・肝外胆汁うっ滞,体質性黄疸	
たんぱく質および窒素化合物	総たんぱく(TP)	6.3-7.8 g/dL 臥位よりも立位で高値,運動で高値	血清	γ-グロブリン増加時(肝硬変,多発性骨髄腫ほか)	ネフローゼ症候群,吸収不良症候群,たんぱく漏出性胃腸症,重症肝障害,悪液質
	アルブミン(Alb)	3.9-4.9 g/dL 臥位よりも立位で高値,運動で高値,脱水で高値	血清		ネフローゼ症候群,栄養障害,重症肝疾患,火傷,無アルブミン血症,たんぱく漏出性胃腸症,炎症性疾患
	アルブミン/グロブリン比(A/G比)	1.2-2 セルロースアセテート膜電気泳動法によるたんぱく分画から算出した場合は高めとなる	血清	グロブリンの減少	アルブミンの減少またはグロブリンの増加
	たんぱく分画 　アルブミン(Alb) 　$α_1$-グロブリン 　$α_2$-グロブリン 　$β$-グロブリン 　$γ$-グロブリン	 60.5-73.2% 1.7-2.9% 5.3-8.8% 6.4-10.4% 11-21.1%	血清	Mたんぱくの有無を知るためには,各分画の数値のみでなく,実際の泳動像やデンシトメトリー像を確認することが重要である	
	トランスサイレチン(プレアルブミン)	21-43 mg/dL rapid turnover protein；RTP(血中半減期2日),女性は男性よりも高い傾向	血清	ネフローゼ症候群,甲状腺機能亢進症,妊娠後期	栄養不良,重症感染症,肝障害,吸収不良症候群
	$α_1$-酸性糖たんぱく	40-100 mg/dL 急性期相たんぱく質	血清	急性・慢性炎症,膠原病,悪性腫瘍など	肝障害,栄養不良
	$α_1$-アンチトリプシン($α_1$-AT)	166-288 mg/dL 急性期相たんぱく質	血清	感染症,膠原病,悪性腫瘍,妊娠,避妊薬服用	$α_1$-AT欠損症,新生児呼吸促迫症候群,劇症肝炎,栄養失調,たんぱく漏出性胃腸症
	$α_2$-マクログロブリン	120-320 mg/dL	血清	糸球体腎炎,ネフローゼ症候群,慢性肝炎,肝硬変,糖尿病	$α_2$-マクログロブリン欠損症,造血器腫瘍,前立腺癌,末期癌,DIC,関節リウマチ
	プロコラーゲンⅢペプチド	0.3-0.8 U/mL コラーゲン合成の指標	血清	肝硬変,肝癌,肝線維化をきたす疾患,肺線維症,関節リウマチ	
	Ⅳ型コラーゲン 7S	5 ng/mL以下	血清	アルコール性肝障害,肝硬変,肝細胞癌,転移性肝癌,慢性肝炎	
	セルロプラスミン	18-37 mg/dL 急性期相たんぱく質	血清	感染症,膠原病,妊娠,悪性腫瘍,急性心筋梗塞	Wilson病,たんぱく漏出性胃腸症,ネフローゼ症候群,低栄養
	ハプトグロビン(Hp)	20-200 mg/dL 1-1型：130-327 mg/dL 2-1型：103-341 mg/dL 2-2型：41-273 mg/dL 急性期相たんぱく質 新生児期は低値	血清	炎症疾患(感染症,膠原病など)	溶血性疾患,無効造血,肝疾患,先天的ハプトグロビン欠損
	トランスフェリン	202-386 mg/dL RTP(血中半減期10日)	血清	貯蔵鉄が減少する場合(鉄欠乏性貧血,妊娠など)	肝障害,栄養障害,たんぱく漏出性胃腸症,ネフローゼ症候群,感染症,先天性無トランスフェリン血症
	ヘモペキシン	50-100 ng/mL 急性期相たんぱく質 新生児では著明に低値	血清	悪性腫瘍(特に悪性黒色腫),急性・慢性感染症	溶血性疾患,肝疾患,ネフローゼ症候群
	フィブリノゲン	1. 血液学的検査の「止血・血栓系」を参照			
	クリオグロブリン	陰性(80μg/dL以下)	血清(37℃で調整)	【陽性】本態性クリオグロブリン血症,骨髄腫,マクログロブリン血症,リンパ増殖性疾患,膠原病,自己免疫疾患など	
	$α_1$-ミクログロブリン	男性：12.5-25.5 mg/L 女性：11.0-19.0 mg/L	血清	腎機能低下(間質性腎炎,糸球体腎炎,尿細管障害など)	重症肝疾患

	検査項目	基準値と注意点など	試料	高値（増加）を示す疾患・病態など	低値（減少）を示す疾患・病態など
たんぱく質および窒素化合物	β₂-ミクログロブリン	1.0-1.9 mg/L	血清	腎機能低下（間質性腎炎，糸球体腎炎，尿細管障害など），悪性疾患（多発性骨髄腫，慢性リンパ性白血病ほか），自己免疫性疾患	
	レチノール結合たんぱく（RBP）	男性：3.4-7.7 mg/dL 女性：2.2-6 mg/dL RTP（血中半減期12〜14時間）	血清	慢性腎不全	栄養障害，ビタミンA欠乏症，吸収不良症候群，肝疾患など
	ミオグロビン	男性：60 ng/mL以下 女性：35 ng/mL以下 筋肉注射や運動により上昇	血清	糖原病，悪性高熱，挫滅症候群，心筋梗塞，筋ジストロフィ，多発性筋炎，皮膚筋炎	
	心筋ミオシン軽鎖	2.5 ng/mL以下	血清	心筋梗塞，心筋炎，筋ジストロフィ，多発性筋炎，皮膚筋炎，腎不全	
	血中尿素窒素（BUN）	9-21 mg/dL 男性は女性より10-20%高値．強度の運動で上昇	血清	慢性腎臓病，腎不全，心不全，血管内脱水，消化管出血，高たんぱく食，絶食など	妊娠，低たんぱく食，肝不全，多尿（マンニトール利尿，尿崩症など）
	尿酸（UA）	男性：3-7.2 mg/dL 女性：2.1-6 mg/dL 絶食，脱水，強い運動で高値	血清	痛風，無症候性高尿酸血症，慢性腎臓病，腎不全，造血器腫瘍	尿酸生成の低下（アロプリノール服用，各種酵素欠損症），尿酸排泄亢進，尿細管性アシドーシス
	クレアチニン（Cr）	男性：0.6-1.2 mg/dL 女性：0.4-0.9 mg/dL 筋肉量に比例する	血清	慢性腎臓病，腎不全，尿路閉塞，ショック，心不全，先端巨大症	筋ジストロフィ，尿崩症，妊娠
	シスタチンC（Cys-C）	男性：0.63-0.95 mg/L 女性：0.56-0.87 mg/L 食事や筋肉量の影響を受けないが，Crが2.5 mg/L以上になると腎機能を反映しない	血清	慢性腎臓病，腎不全，甲状腺機能亢進症	甲状腺機能低下症
	クレアチン	0.2-0.9 mg/dL 溶血により高値	血清	筋疾患（筋ジストロフィ，多発性筋炎など），甲状腺機能亢進症	肝硬変，甲状腺機能低下症，たんぱく制限食
	アンモニア	40-80 μg/dL 採血後速やかに除たんぱく液と混合，遠心分離．高たんぱく食や強度の運動で上昇	全血（除たんぱく上清）	重症肝障害，ショック，先天性高アンモニア血症	低たんぱく食，貧血など
電解質・無機質	ナトリウム（Na）	135-149 mEq/L 採血後の全血放置により，血清濃度は低下する	血清	脱水，尿崩症	嘔吐・下痢による体外へのNa喪失，慢性腎不全，尿毒症，利尿薬投与，Addison病，SIADH（抗利尿ホルモン不適合分泌症候群），心不全
	カリウム（K）	3.5-4.9 mEq/L 偽性高K血症（白血球増加症，血小板増加症）を除外する．採血後の全血放置により，血清濃度は上昇する	血清	腎不全，透析患者，糖尿病，慢性腎不全，薬剤（スピロノラクトンほか）	K摂取不足，嘔吐・下痢によるKの体外喪失，薬剤（利尿薬ほか），原発性アルドステロン症
	クロール（Cl）	96-108 mEq/L 採血時のうっ血により，血清濃度は低下する．採血後の全血放置により，血清濃度は上昇する	血清	Cl大量投与あるいは摂取，脱水症，Cl排泄の低下（尿細管性アシドーシス，腎盂腎炎）	Cl摂取不足，水分過剰投与，嘔吐，胃液吸引，原発性アルドステロン症，呼吸性アシドーシスの代償
	カルシウム（Ca）	8.5-10.5 mg/dL （4.2-5.2 mEq/L） 補正血清Ca値=Ca実測値+（4-血清アルブミン）	血清	原発性副甲状腺機能亢進症，悪性腫瘍，ビタミンD過剰症，サルコイドーシス，薬剤	副甲状腺機能低下症，ビタミンD欠乏症，慢性腎不全，膵炎
	マグネシウム（Mg）	1.8-2.4 mg/dL （1.5-2 mEq/L） 低アルブミン血症では低値となる	血清	腎不全	大酒家，ループ利尿薬，糖尿病

血液生化学検査

第3部 臨床検査値の読み方

	検査項目	基準値と注意点など	試料	高値（増加）を示す疾患・病態など	低値（減少）を示す疾患・病態など
電解質・無機質	無機リン（IP）	2.5-4.5 mg/dL	血清	腎不全，副甲状腺機能低下症，ビタミンD中毒	原発性副甲状腺機能亢進症，ビタミンD欠乏症，吸収不良症候群，Fanconi症候群
	動脈血ガス・酸塩基平衡			【呼吸性アシドーシス（pH↓, $PaCO_2$↑, HCO_3^- N～↑）】呼吸抑制薬の過剰投与，脳幹障害，神経筋疾患，ギランバレー症候群，上気道閉塞，睡眠時無呼吸症候群，慢性閉塞性肺疾患，高度の気胸あるいは胸水貯留など	
	炭酸水素イオン（HCO_3^-）	22-26 mEq/L	血漿		
	P_aCO_2	35-45 Torr（加齢に伴い上昇）	動脈血	【代謝性アシドーシス（pH↓, $PaCO_2$ N～↓, HCO_3^-↓）】糖尿病性アシドーシス，飢餓性アシドーシス，乳酸性アシドーシス，腎不全，下痢，メチルアルコール中毒，サリチル酸中毒，尿毒症性アシドーシスなど	
	P_aO_2	80-100 Torr（加齢に伴い低下）		【呼吸性アルカローシス（pH↑, $PaCO_2$↓, HCO_3^- N～↓）】発熱，肺塞栓症，肺水腫，脳虚血，過換気症候群，肝性昏睡，間質性肺炎，肺線維症，肺不全など	
	pH	7.38-7.42		代謝性アルカローシス（pH↑, $PaCO_2$ N～↑, HCO_3^-↑）：胃液の喪失，塩基の投与，Cushing症候群，副腎皮質ステロイド薬投与，利尿薬投与など	
	浸透圧	275-295 mOsm/kgH$_2$O	血清	高張性脱水，糖尿病，メタノール中毒	SIADH，低張性脱水，慢性腎不全，浮腫性疾患，心因性多飲，嘔吐，下痢
	鉄（Fe）	男性：64-187 μg/dL 女性：40-162 μg/dL 朝高く，夜低い。発育期や高齢で低値。溶血で上昇	血清	再生不良性貧血，鉄芽球性貧血，ヘモクロマトーシス，急性肝炎	鉄欠乏性貧血，真性赤血球増加症，慢性疾患に伴う貧血
	総鉄結合能（TIBC）	男性：238-367 μg/dL 女性：246-396 μg/dL	血清	トランスフェリンに同じ	トランスフェリンに同じ
	不飽和鉄結合能（UIBC）	男性：117-275 μg/dL 女性：159-307 μg/dL UIBC = TIBC − Fe	血清		
	フェリチン	男性：15-220 ng/mL 女性：10-80 ng/mL	血清	悪性疾患（急性白血病，悪性リンパ腫，肝癌，膵癌，乳癌など），ヘモクロマトーシス，ヘモジデローシス，再生不良性貧血，肝炎	鉄欠乏性貧血，潜在性鉄欠乏状態
	銅（Cu）	男性：70-90 μg/dL 女性：75-100 μg/dL 早朝空腹時に低値	血清	悪性腫瘍，妊娠，血液透析ほか	銅代謝異常（Wilson病など）
	亜鉛（Zn）	80-160 μg/dL 採血後の全血放置により，血清濃度は上昇する。食後に低下	血清	各種内分泌・血液疾患	摂取不足（低栄養，経管栄養，菜食主義など），吸収不良症候群，下痢，肝硬変
酵素	AST（GOT）	11-40 U/L 採血以降の溶血で偽高値。激しい運動で上昇	血清	肝疾患（急性肝炎，慢性肝炎，肝硬変，アルコール性肝炎，脂肪肝など），筋疾患，心筋梗塞，溶血性疾患	
	ALT（GPT）	6-43 U/L	血清	肝疾患（急性肝炎，慢性肝炎，肝硬変，アルコール性肝炎，脂肪肝など）	
	AST/ALT比（GOT/GPT比）	0.87を基準として判断。以前のKarmen単位では1が基準	血清	急性肝炎：AST＞ALT→AST＜ALT　慢性肝炎：AST＜ALT　肝硬変，肝癌，脂肪肝，心筋梗塞，閉塞性黄疸，アルコール性肝障害：AST＞ALT	
	アミラーゼ	60-200 U/L	血清	急性膵炎，慢性膵炎，アミラーゼ産生腫瘍，総胆管結石，急性耳下腺炎，唾石，マクロアミラーゼ血症	
	アルドラーゼ	1.7-5.7 IU/L 激しい運動，筋肉注射で上昇。溶血検体では偽高値	血清	急性心筋梗塞，急性肝炎，筋ジストロフィ，多発性筋炎，悪性腫瘍	フルクトース（果糖）不耐症
	エラスターゼ1	100-400 ng/dL	血清	急性膵炎，膵癌，慢性膵炎（再燃期）	膵実質の荒廃
	γ-GT（γ-GTP）	成人男性：10-50 U/L 成人女性：9-32 U/L 胆道系酵素	血清	肝内胆汁うっ滞，急性肝炎，慢性肝炎，肝硬変，アルコール性肝障害，薬物性肝障害	
	クレアチンキナーゼ(CKまたはCPK)	男性：57-197 U/L 女性：32-180 U/L 激しい運動，筋肉注射で上昇	血清	急性心筋梗塞，筋ジストロフィ，多発性筋炎，皮膚筋炎，悪性高熱症，甲状腺機能低下症	甲状腺機能亢進症

	検査項目	基準値と注意点など	試料	高値(増加)を示す疾患・病態など	低値(減少)を示す疾患・病態など
酵素	CK-MB または CPK-MB	25 U/L 以下	血清	急性心筋梗塞,筋ジストロフィ,多発性筋炎,皮膚筋炎	
	CK アイソザイム	CK-MM(骨格筋由来)88-96% CK-MB(心筋由来)1-4% CK-BB(脳・平滑筋由来)1%未満	血清		
	コリンエステラーゼ(ChE)	男性:322-762 U/L 女性:248-663 U/L	血清	ネフローゼ症候群,脂肪肝,肥満,甲状腺機能亢進症など	肝硬変,慢性肝炎,肝癌,悪性腫瘍,消耗性疾患,栄養失調,有機リン中毒,抗ChE薬投与時など
	トリプシン	28-105 ng/mL キットにより基準値が異なる	血清	急性膵炎,慢性膵炎の急性増悪	慢性膵炎の非代償期,進行した膵癌,インスリン依存性糖尿病
	乳酸脱水素酵素(LD,LDH)	200-400 U/L 溶血により高値。運動,筋肉注射により上昇することがある	血清	急性肝炎,急性心筋梗塞,白血病,悪性リンパ腫,悪性腫瘍,筋ジストロフィ,皮膚筋炎,心不全,慢性肝炎,肝硬変など	
	LD アイソザイム		血清	$LDH_{1,2}$(1>2):溶血性貧血,悪性貧血,急性心筋梗塞 $LDH_{2,3}$:白血病,悪性リンパ腫,筋ジストロフィ $LDH_{2,3,4,5}$:悪性腫瘍,骨格筋の炎症 LDH_5:急性肝炎,慢性肝炎,悪性腫瘍	
	LD_1	20-35%			
	LD_2	30-40%			
	LD_3	20-30%			
	LD_4	5-15%			
	LD_5	2-15%			
	アルカリホスファターゼ(ALP)	80-260 U/L 胆道系酵素 血液型B型・O型の分泌型では食後に上昇する。成長期,妊娠後期に上昇する	血清	肝・胆道系疾患,骨疾患,甲状腺機能亢進症,悪性腫瘍など	
	ALP アイソザイム		血清	閉塞性黄疸,細胆管炎,肝腫瘍 細胆管炎,薬物誘導性肝障害,肝腫瘍 成長期(生理的),骨腫瘍,悪性腫瘍の骨転移,甲状腺疾患,糖尿病,慢性腎不全 妊娠後期(生理的),腫瘍(肺癌,卵巣癌) 血液型B型・O型の分泌型の食後(生理的),肝硬変 潰瘍性大腸炎	
	高分子$ALP(ALP_1)$	感度以下			
	肝性$ALP(ALP_2)$	20.5-54.5%			
	骨性$ALP(ALP_3)$	43.4-78.3%			
	胎盤性$ALP(ALP_4)$	感度以下			
	小腸性$ALP(ALP_5)$	0.0-5.7%			
	免疫グロブリン結合$ALP(ALP_6)$	感度以下			
	酸性ホスファターゼ(ACP)	1-4 U 前立腺の機械的刺激で上昇	血清	前立腺癌,前立腺肥大症,副甲状腺機能亢進症,Paget病	
	前立腺ACP(PAP)	3 ng/mL 以下 前立腺の機械的刺激で上昇	血清	【陽性または高値】前立腺癌,前立腺肥大症	
	リパーゼ	36-161 U/L	血清	急性膵炎,慢性膵炎,腎不全	
	レシチン・コレステロール・アシルトランスフェラーゼ(LCAT)	73-130 nmol/mL/時	血清	原発性高リポたんぱく血症,脂肪肝,ネフローゼ症候群	LCAT欠損症,肝障害,心筋梗塞
	ロイシンアミノペプチダーゼ(LAP)	20-70 U/L 胆道系酵素 女性より男性が高値。妊娠時に活性の上昇あり	血清	肝細胞癌,転移性肝癌,胆道閉塞,急性肝炎	
ビリルビン	総ビリルビン	0.2-1.2 mg/dL 直接ビリルビン+間接ビリルビン	血清		
	直接ビリルビン	0-0.4 mg/dL 男性の方が高値を示す	血清	肝・胆道系疾患(肝炎,肝硬変,閉塞性黄疸など),体質性黄疸(Dubin-Johnson症候群,Rotor症候群)	
	間接ビリルビン	0-0.8 mg/dL 絶食,感染などで上昇	血清	溶血性疾患,体質性黄疸(Gilbert症候群,Crigler-Najjar症候群),新生児黄疸	

血液生化学検査 検査値の読み方

	検査項目	基準値と注意点など	試料	高値（増加）を示す疾患・病態など	低値（減少）を示す疾患・病態など
ビタミン	ビタミンA	レチノール：30-80 μg/dL レチノールパルミテート：5 μg/dL 未満	血清	ビタミンA過剰症，腎不全，甲状腺機能低下症	ビタミンA欠乏症，吸収不良症候群，肝疾患など
	ビタミンB_1	25-75 ng/mL	全血		ビタミンB_1欠乏症，肝障害，糖尿病，甲状腺機能亢進症，副腎皮質機能低下症
	ビタミンB_2	58-110 ng/mL	全血		ビタミンB_2欠乏症，肝障害，糖尿病，甲状腺機能亢進症，副腎皮質機能低下症
	ビタミンB_6	ピリドキシン換算：4-17 ng/mL ピリドキサールリン酸換算：6-25 ng/mL	血清		ビタミンB_6欠乏症，低栄養，吸収不良症候群，アルコール依存症，気管支喘息など
	ビタミンB_{12}	260-1050 pg/mL	血清	慢性腎疾患，うっ血性心不全，糖尿病，白血病など	巨赤芽球性貧血，胃切除後
	ビタミンC	0.55-1.5 mg/dL	血清		ビタミンC欠乏症（壊血病），血液透析など
	パントテン酸	0.2-1.8 μg/dL	血清		パントテン酸欠乏（burning feet syndrome）
	ナイアシン（ニコチン酸）	285-710 μg/dL	全血		ペラグラ（ニコチン酸欠乏症）
	ビタミンE	0.58-1.8 mg/dL	血清		ビタミンE欠乏症，脂肪性下痢，胆道閉塞，肝硬変，慢性膵炎，限局性腸炎など
	葉酸	4.8-12 ng/mL	血清		巨赤芽球性貧血

3．肝機能検査

検査項目	基準値と注意点など	試料	高値（増加）を示す疾患・病態など	低値（減少）を示す疾患・病態など
チモール混濁試験（TTT）	0.5-6.5 U 臨床的意義は薄れてきている	血清	急性肝炎，慢性肝炎，ルポイド肝炎，肝硬変，慢性感染症，膠原病，伝染性単核球症	多発性骨髄腫（IgAやBence Jones型）
硫酸亜鉛混濁試験（ZTT）	2.3-12 U 臨床的意義は薄れてきている	血清	急性肝炎，慢性肝炎，肝硬変，慢性感染症，膠原病，IgG骨髄腫	多発性骨髄腫（IgAやBence Jones型）
ブロムスホフタレイン（BSP）試験	5%以下（45分値）	血清	肝炎，肝硬変，Dubin-Johnson症候群	
インドシアニングリーン（ICG）試験	10%以下（15分停滞率） 0.168-0.206（血中消失率）	血清	慢性肝炎，肝硬変	

4．腎機能検査

検査項目	基準値と注意点など	試料	高値（増加）を示す疾患・病態など	低値（減少）を示す疾患・病態など
腎血流量（RBF）	男性：1044±118 mL/分 女性：890±195 mL/分	全血・尿		
腎血漿流量（RPF）	男性：562±83 mL/分 女性：526±104 mL/分	血漿・尿		
糸球体濾過量（GFR）	男性：129±26 mL/分 女性：97±13 mL/分	血清・尿		慢性腎臓病，腎不全など
濾過率（FF）GFR/RPF	0.2-0.22	血清・尿	糖尿病性腎症初期，腎硬化症，間質性腎炎，うっ血性心不全	急性糸球体腎炎
クレアチニンクリアランス（Ccr）	91-130 mL/分	血清・尿		慢性腎臓病，腎不全など
PSP試験	25-50%	尿		慢性腎臓病，腎不全，間質性腎炎，近位尿細管障害
Fishberg濃縮試験	尿比重：1.022以上 尿浸透圧：850 mOsm/kg以上	尿		慢性腎臓病，腎不全，尿崩症，腎盂腎炎

血清クレアチニンによるGFR推算式

男性：eGFRcreat（mL/分/1.73 m^2）= 194 × Cr$^{-1.094}$ × Age$^{-0.287}$
女性：eGFRcreat（mL/分/1.73 m^2）= 194 × Cr$^{-1.094}$ × Age$^{-0.287}$ × 0.739

Cr：血清クレアチニン濃度（mg/dL），Age：年齢（歳）
注：酵素法で測定されたCr値を用いる。18歳以上に適用。

血清シスタチンCによるGFR推算式

男性：eGFRcys（mL/分/1.73 m^2）=（104 × Cys-C$^{-1.019}$ × 0.996^{Age}）− 8
女性：eGFRcys（mL/分/1.73 m^2）=（104 × Cys-C$^{-1.019}$ × 0.996^{Age} × 0.929）− 8

Cys-C：血清シスタチンC濃度（mg/L），Age：年齢（歳）
注：標準化された測定法によるシスタチンC値を用いる。18歳以上に適用。
　　eGFRcysがマイナス値に算出される場合はeGFR＜5 mL/分/1.73 m^{2}の末期腎不全と評価する。

5．内分泌機能検査

	検査項目	基準値と注意点など	試料	高値（増加）を示す疾患・病態など	低値（減少）を示す疾患・病態など
下垂体機能	副腎皮質刺激ホルモン（ACTH）	9-52 pg/mL	血漿	Cushing症候群，異所性ACTH症候群	下垂体機能低下症，ACTH単独欠損症
	甲状腺刺激ホルモン（TSH）	0.34-3.5 μU/mL キットにより基準値が異なる	血清	原発性甲状腺機能低下症	甲状腺機能亢進症（Basedow病）
	成長ホルモン（GH）	男性：0.17 ng/mL以下 女性：0.28-1.64 ng/mL キットにより基準値が異なる。変動要因も多く，単発の測定では診断的価値が少ない。分泌刺激試験や抑制試験が有用	血清	先端巨大症，下垂体性巨人症	下垂体機能低下症，下垂体性小人症
	卵胞刺激ホルモン（FSH）	男性：思春期4 mIU/mL以下，成年期4-15 mIU/mL，老年期15 mIU/mL以上 女性：思春期前4 mIU/mL以下，（月経周期）卵胞期初期4-10 mIU/mL，排卵期ピーク16-23 mIU/mL，黄体期4-7 mIU/mL，妊娠時1 mIU/mL以下，閉経後15 mIU/mL以上	血清	Turner症候群，睾丸女性化症，Klinefelter症候群	下垂体機能低下症

第3部 臨床検査値の読み方

	検査項目	基準値と注意点など	試料	高値（増加）を示す疾患・病態など	低値（減少）を示す疾患・病態など
下垂体機能	黄体形成ホルモン（LH）	男性：思春期 1.2 mIU/mL 以下，成年期 1.5-55 mIU/mL，老年期 4 mIU/mL 以上 女性：思春期前 1.2 mIU/mL，（月経周期）卵胞期初期 1.5-5 mIU/mL，排卵期ピーク 10-50 mIU/mL，黄体期 1-3 mIU/mL，妊娠時 0.2 mIU/mL 以下，閉経後 15 mIU/mL 以上	血清	多嚢胞卵巣症候群，Turner 症候群，Klinefelter 症候群	下垂体機能低下症，黄体機能不全
	プロラクチン（PRL）	女性：30-65 ng/mL 男性：15-30 ng/mL	血清	視床下部障害，下垂体疾患，甲状腺機能低下症	
	抗利尿ホルモン（ADH）	0.3-3.5 pg/mL	血漿	SIADH（悪性腫瘍，肺疾患，中枢神経系疾患，薬物），腎性尿崩症	中枢性尿崩症
	オキシトシン	女性：妊娠時 3-200 μU/mL，妊娠時以外 5 μU/mL 以下 男性：5 μU/mL 以下	血漿		
甲状腺機能	トリヨードサイロニン（T₃）	0.8-1.8 ng/mL	血清	甲状腺機能亢進症，亜急性甲状腺炎，T₃甲状腺中毒症，T₃製剤内服	甲状腺機能低下症
	遊離トリヨードサイロニン（FT₃）	2.5-4.5 pg/mL	血清	甲状腺機能亢進症，亜急性甲状腺炎，T₃甲状腺中毒症，T₃製剤内服	甲状腺機能低下症
	総サイロキシン（T₄）	5-12 μg/dL	血清	甲状腺機能亢進症，亜急性甲状腺炎，TSH 産生腫瘍，甲状腺ホルモン大量服用	甲状腺機能低下症
	遊離サイロキシン（FT₄）	0.7-1.7 ng/dL	血清	甲状腺機能亢進症	甲状腺機能低下症
	サイログロブリン（Tg）	5-30 ng/mL	血清	甲状腺癌，甲状腺腫，Basedow 病，亜急性甲状腺炎	
	抗サイログロブリン抗体（TgAb）	0.3 U/mL 以下	血清	【陽性】橋本病，Basedow 病	
	抗甲状腺ペルオキシダーゼ抗体（TPOAb）	0.3 U/mL 以下	血清	【陽性】橋本病，Basedow 病	
	TSH 受容体抗体（TRAb，TBⅡ）	10% 以下	血清	【陽性】Basedow 病	
	サイロキシン結合グロブリン（TBG）	14-28 μg/mL	血清	エストロゲン投与，甲状腺機能低下症	甲状腺機能亢進症
	¹³¹I-甲状腺摂取率	10-40%（24 時間値）	頸部	甲状腺機能亢進症	甲状腺機能低下症
	基礎代謝率（BMR）	± 15%			
副甲状腺機能	副甲状腺ホルモン（PTH）		血漿	原発性副甲状腺機能亢進症，偽性副甲状腺機能亢進症，骨軟化症	術後副甲状腺機能低下症，特発副甲状腺機能低下症，悪性腫瘍の骨転移
	intactPTH	15-50 pg/mL			
	PTH-C	0.5 ng/mL			
	PTH-M	0.3-1.0 ng/mL			
	高感度 PTH（HS-PTH）	160-520 pg/mL			
	カルシトニン（CT）	25-50 pg/mL	血清	甲状腺様髄様癌，悪性腫瘍（異所性 CT 産生腫瘍など）	
膵内分泌機能	血糖	「2．血液生化学検査」の「糖質および関連物質」のグルコース（ブドウ糖）を参照			
	75g 経口ブドウ糖負荷試験（OGTT）2 時間値	140 mg/dL 未満（静脈血漿）	全血・血漿	200 mg/dL 以上が糖尿病域	
	インスリン（IRI）		血漿	インスリノーマ，肥満，インスリン治療中，インスリン自己免疫症候群，腎不全	糖尿病，膵炎，膵臓摘出後
	空腹時	5-15 μU/mL			
	OGTT				
	30 分	57.2 ± 4.94 μU/mL			
	60 分	50.5 ± 4.14 μU/mL			
	90 分	42.5 ± 3.28 μU/mL			
	120 分	40.4 ± 3.03 μU/mL			

	検査項目	基準値と注意点など	試料	高値（増加）を示す疾患・病態など	低値（減少）を示す疾患・病態など
膵内分泌機能	ヘモグロビンA1c（HbA1c）	4.6-6.2%（NGSP値）	全血	糖尿病，腎不全，アルコール多飲	赤血球寿命の短縮，肝硬変
	ヘモグロビンA1（HbA1）	6-8%			
	フルクトサミン	205-285 μmol/L	血清または血漿	糖尿病	アルブミン代謝亢進状態
	グリコアルブミン	11-16%			
	1,5-アンヒドロ-D-グルシトール（1,5-AG）	14 μg/mL 以上	血清		糖尿病，慢性腎不全
	グルカゴン	40-180 pg/mL	血漿	グルカゴン産生腫瘍，糖尿病性ケトアシドーシス，熱傷，重症感染症	膵臓摘出後，不安定型糖尿病
	C-ペプチド（CPR）	1.2-2 ng/mL，空腹時 1.7±0.1 ng/mL	血清	インスリノーマ，インスリン自己免疫症候群，肥満	糖尿病
	抗GAD抗体	陰性	血清	【陽性】1型糖尿病	
	抗IA-2抗体	陰性			
消化管機能	ガストリン	30-150 pg/mL	血清	萎縮性胃炎，ガストリノーマ，胃潰瘍，過形成性ポリープ，胃腺腫，胃癌	胃底腺ポリープ，胃切除
副腎皮質機能	コルチゾール	2.7-15.5 μg/dL / 30-100 μg/日	血清 / 尿	Cushing症候群	Addison病，下垂体機能低下症
	17-ヒドロキシコルチコステロイド（17-OHCS）	男性：2.1-11.5 mg/日 女性：2.6-7.8 mg/日	尿	Cushing症候群，異所性ACTH症候群，副腎癌	Addison病，下垂体機能低下症
	17-ケトステロイド（17-KS）・総	成人男性：3.5-13 mg/日 成人女性：3-8 mg/日	尿	Cushing症候群，睾丸腫瘍，卵巣腫瘍	下垂体機能低下症，Addison病
	アルドステロン	安静臥位 30-160 pg/mL	血清	原発性アルドステロン症，Bartter症候群，ネフローゼ症候群	Addison病
	レニン活性	早朝安静臥位 0.5-2 ng/mL/時	血漿	腎血管性高血圧，褐色細胞腫，レニン産生腫瘍，Bartter症候群	原発性アルドステロン症
	アンジオテンシンII	13-25 pg/mL	血漿	腎血管性高血圧，悪性高血圧，肝硬変，ネフローゼ症候群，急性心不全	低レニン性本態性高血圧，原発性アルドステロン症，Liddle症候群など
	アンジオテンシン変換酵素（ACE）	8.3-21.4 IU/L	血清	サルコイドーシス，甲状腺機能亢進症，肝硬変，慢性肝炎，糖尿病	ACE阻害薬服用
副腎髄質機能	カテコールアミン3分画		血漿		
	アドレナリン	100 pg/mL 以下			
	ノルアドレナリン	100-450 pg/mL			
	ドパミン	20 pg/mL 以下			
	カテコールアミン3分画		尿（酸性蓄尿）	褐色細胞腫，神経芽腫	
	アドレナリン	3-15 μg/日			
	ノルアドレナリン	26-121 μg/日			
	ドパミン	190-740 μg/日			
	メタネフリン2分画		血漿		
	メタネフリン	65±15 pg/mL			
	ノルメタネフリン	100±40 pg/mL			
	メタネフリン2分画		尿（酸性蓄尿）		
	メタネフリン	0.05-0.23 mg/日			
	ノルメタネフリン	0.07-0.26 mg/日			
	バニリルマンデル酸（VMA）	3-9 ng/mL	血漿	神経芽腫，褐色細胞腫	
	VMA	1.3-5.1 mg/日	尿（酸性蓄尿）		
	ホモバニリル酸（HVA）	1.5-6.6 mg/日		神経芽腫，褐色細胞腫	Parkinson症候群，Alzheimer病

内分泌機能検査 検査値の読み方

	検査項目	基準値と注意点など	試料	高値(増加)を示す疾患・病態など	低値(減少)を示す疾患・病態など
性腺機能	総エストロゲン	妊婦：32-36週 15 mg/日以上、37-38週 20 mg/日以上、39-42週 25 mg/日以上 非妊婦：卵胞期 3-20 μg/日、排卵期 10-60 μg/日、黄体期 8-50 μg/日、閉経後 10 μg/日以下 男性：2-20 μg/日	尿	多胎妊娠	妊娠高血圧症候群、無脳児妊娠、子宮内胎児死亡例、胞状奇胎
	エストラジオール（E_2）	妊婦：前期（10-20週）0.05-15 ng/mL、中期（21-30週）6-29 ng/mL、後期（30-42週）9-40 ng/mL 非妊婦： 卵胞期前期 11-82 pg/mL、卵胞期後期 52-230 pg/mL、排卵期 120-390 pg/mL、黄体期 9-230 pg/mL 男性：20-50 pg/mL	血清	エストロゲン産生卵巣腫瘍、卵巣過剰刺激症候群、思春期早発症、先天性副腎皮質過形成、エストロゲン産生副腎腫瘍、多胎妊娠、異所性ゴナドトロピン産生腫瘍	卵巣機能低下症・不全症、神経性食欲不振症、胎盤機能不全症
	エストリオール（E_3）	妊婦：前期（13-20週）1-41 ng/mL、中期（21-32週）4-217 ng/mL、後期（33-40週）23-231 ng/mL	血清	多胎妊娠	胞状奇胎、無脳児妊娠、子宮内胎児死亡例、胎児赤芽球症、重症妊娠高血圧症候群
		妊婦 32-36週 15 mg/日以上、37-38週 20 mg/日以上、39-41週 25 mg/日以上	尿		
	プロゲステロン	妊婦 1-16週 4.2-39.2 ng/mL、17-28週 19.6-143 ng/mL、29-40週 34.5-390 ng/mL 男性：0.7 ng/mL 以下	血清	妊娠、先天性副腎皮質過形成、Cushing症候群	無月経、絨毛上皮腫、下垂体機能低下症、Adisson病、黄体機能不全
	プレグナンジオール	妊婦：前期 1.29-6.08 mg/日、中期 3.05-24.22 mg/日、後期 9.1-60.51 mg/日 非妊婦：排卵期 0.28-1.42 mg/日、黄体期 0.79-6.83 mg/日 男性：0.16-0.79 mg/日	尿	妊娠、先天性副腎皮質過形成、副腎器症候群、Cushing症候群、副腎癌	非妊娠時：卵巣機能低下症、黄体機能不全、下垂体機能低下症、Addison病、 妊娠時：胎盤機能不全症
	テストステロン	男性：250-1000 ng/dL 女性：10-60 ng/dL	血漿	先天性副腎皮質過形成、Cushing症候群、卵巣腫瘍、多嚢胞卵巣症候群、特発性多毛症、甲状腺機能亢進症	下垂体機能低下症、肝硬変、Klinefelter症候群
	ヒト絨毛性性腺刺激ホルモン（hCG）（絨毛性ゴナドトロピン）		血清	胞状奇胎、絨毛癌	
	$αβ$コンプレックス	0.7 mIU/mL 以下			
	$β$サブユニット	0.1 ng/mL 以下			

6．血清学的検査

検査項目	基準値と注意点など	試料	高値(増加)を示す疾患・病態など	低値(減少)を示す疾患・病態など
C反応性たんぱく（CRP）	成人0.3 mg/dL以下 近年，冠動脈疾患のリスクファクターとして微量（低濃度）の血清CRP測定値の臨床的意義が注目されている	血清	最も鋭敏に変動する急性期相たんぱく質として体内の炎症，組織傷害を反映する。	
血清アミロイドA（SAA）	8 μg/mL以下			
抗ストレプトリジンO抗体（ASO価）	成人：160 IU/mL以下 小児：250 IU/mL以下	血清	溶血性連鎖球菌の感染が原因となる疾患（リウマチ熱，急性扁桃炎，猩紅熱，亜急性細菌性心内膜炎，敗血症，急性糸球体腎炎）	
抗ストレプトキナーゼ抗体（ASK価）	1280倍以下			
Paul-Bunnell反応	128倍以下	血清	伝染性単核球症	
寒冷凝集反応	128倍以下	血清	マイコプラズマ肺炎，寒冷凝集素症，自己免疫性溶血性貧血，悪性リンパ腫	
Weil-Felix反応		血清		
OXK	40倍未満		【陽性】つつが虫病	
OX19	160倍未満		【陽性】発疹チフス，発疹熱	
OX2	40倍未満		【陽性】ロッキー山紅斑熱	
梅毒血清反応		血清	【陽性】梅毒 【生物学的偽陽性：CL抗原陽性，TP抗原陰性】膠原病，麻疹などのウイルス性疾患，結核，麻薬常習者，インフルエンザ予防接種，妊娠など	
CL抗原法（STS）	陰性（ガラス板法，RPR）			
TP抗原法	陰性（TPHA, TPLA, FTA-ABS）			
リウマトイド因子（RF）		血清	【陽性・高値】関節リウマチ，悪性関節リウマチ，各種膠原病	
RAテスト	陰性			
RF定量	15 IU/mL以下			
抗CCP抗体	4.5 U/mL未満	血清	関節リウマチ	
LE細胞	陰性	全血	【陽性】SLE	
LEテスト	陰性	血清	【陽性】SLE	
抗核抗体（ANA）	陰性（40倍未満）	血清	【陽性】SLE，混合性結合組織病（MCTD），強皮症，関節リウマチ，自己免疫性肝炎	
抗DNA抗体	PHA法：陰性(80倍未満) RIA法：7 IU/mL以下	血清	【陽性】SLE，MCTD，Sjögren症候群，強皮症，関節リウマチ，多発性筋炎	
抗ds-DNA抗体	10 IU/mL以下	血清	SLE	
抗ss-DNA抗体	20 IU/mL以下	血清	SLE，その他の膠原病	
抗RNP抗体	ELISA：20 index以下 DID：陰性	血清	MCTD，SLE，強皮症，Sjögren症候群，皮膚筋炎，多発性筋炎	
抗Sm抗体	ELISA：15 index以下 DID：陰性	血清	SLE	
抗ミトコンドリア抗体（AMA）	陰性（10倍未満）	血清	【陽性】原発性胆汁性肝硬変，薬物性肝障害	
抗内因子抗体	陰性	血清	【陽性】悪性貧血	
抗胃壁細胞抗体	陰性（10倍未満）	血清	【陽性】悪性貧血，萎縮性胃炎	
抗血小板同種抗体	陰性	血清	【陽性】血小板輸血患者における血小板輸血不応状態，新生児血小板減少性紫斑病	
血小板関連IgG（PAIgG）	$9-25$ ng/10^7 血小板	全血	ITP，SLEなどの膠原病	
抗SS-A/Ro抗体	ELISA：20 index以下 DID：陰性	血清	Sjögren症候群，SLE	
抗SS-B/La抗体	ELISA：25 index以下 DID：陰性	血清	Sjögren症候群，SLE	
抗Scl-70抗体	ELISA：15 index以下 DID：陰性	血清	強皮症	

検査項目	基準値と注意点など	試料	高値(増加)を示す疾患・病態など	低値(減少)を示す疾患・病態など
免疫複合体（IC）	C1q法：3 µg/mL以下 抗C3d抗体法：13 µg/mL以下 モノクローナルRF法：4.2 µg/mL以下	血清	【陽性】SLE, 関節リウマチ, Sjögren症候群, 血管炎症候群, 糸球体腎炎, 感染症	
直接Coombs試験	陰性	血液	【陽性】自己免疫性溶血性疾患, 新生児溶血性貧血, 赤血球膜への免疫複合体・補体付着	
間接Coombs試験	陰性	血清	【陽性】自己免疫性溶血性疾患, 血液型不適合輸血後, 血液型不適合妊娠後	
A型肝炎ウイルス（HAV）	HA抗体：陰性	血清	【陽性】IgM型：HAV感染初期, IgG型：HAV感染後期または既往	
HBs抗原	PA：陰性（8倍未満） RIA：陰性（0.9以下）	血清	【陽性】急性・慢性B型肝炎, 無症候性キャリア	
HBs抗体	PA：陰性（4倍未満） RIA：陰性（0.9以下）	血清	【陽性】B型肝炎ウイルス（HBV）感染の既往, HBVワクチンの接種後	
HBe抗原	RPHA：陰性（4倍未満） RIA：陰性（0.9以下）	血清	【陽性】血中のHBV量が多い	
HBe抗体	HI：陰性（4倍未満） RIA：陰性（29%以下）	血清	【陽性】血中のHBV量が少ない	
HBc抗体	PHA：陰性（64倍未満） RIA：陰性（29%以下）	血清	【陽性】IgM型：HBV感染初期, IgG型：HBV感染後期または既往	
HCV抗体	陰性	血清	【陽性】C型肝炎ウイルス（HCV）感染あるいはその既往	
HIV抗体	陰性（PA法・ELISA法・CLEIA法・IC法などのスクリーニング検査陽性例は, ウェスタンブロット法などの確認検査を実施する）	血清	【陽性】ヒト免疫不全ウイルス（HIV）感染	
HTLV-I抗体	陰性（PA法・ELISA法・CLEIA法などのスクリーニング検査陽性例は, ウェスタンブロット法などの確認検査を実施する）	血清	【陽性】ヒトリンパ球向性ウイルスI型（HTLV-I）感染	
IgG	739-1649 mg/dL	血清	膠原病・自己免疫疾患, 肝疾患, 慢性感染症, リンパ増殖性疾患, 多発性骨髄腫	原発性免疫不全症候群, 副腎皮質ステロイド薬・免疫抑制薬投与, 放射線照射, ネフローゼ症候群, たんぱく漏出性胃腸症, 低栄養
IgA	107-363 mg/dL	血清	IgA型骨髄腫, 慢性炎症性疾患, リンパ増殖性疾患, 慢性肝疾患, IgA腎症	IgA型以外の骨髄腫, 原発性免疫不全症候群, 副腎皮質ステロイド薬・免疫抑制薬投与, ネフローゼ症候群, たんぱく漏出性胃腸症, 低栄養
IgM	46-260 mg/dL	血清	伴性高IgM血症候群, マクログロブリン血症	原発性免疫不全症候群, 多発性骨髄腫, 副腎皮質ステロイド薬・免疫抑制薬投与, たんぱく漏出性胃腸症, 低栄養
IgD	2-12 mg/dL	血清	IgD型骨髄腫	原発性免疫不全症候群, IgD欠損症
IgE	RIST：250 IU/mL以下 RAST：0.34 PRU/mL以下	血清	気管支喘息, アトピー性疾患, 寄生虫感染症, IgE型骨髄腫, 木村病	
補体価（CH$_{50}$）	33-48 U/mL			SLE, 悪性関節リウマチ, 急性糸球体腎炎, 膜性増殖性糸球体腎炎, 肝硬変, 先天性補体欠損症
C3	44-102 mg/dL 急性期相たんぱく質	血清	炎症性疾患, 悪性腫瘍	
C4	14-49 mg/dL			

検査項目	基準値と注意点など	試料	高値(増加)を示す疾患・病態など	低値(減少)を示す疾患・病態など
T細胞・B細胞百分率	T細胞百分率：60-83% B細胞百分率：5-17%	全血	【T細胞増加】伝染性単核球症，T細胞白血病 【B細胞増加】B細胞白血病，胸腺無形成症，反応性高ガンマグロブリン血症	【T細胞減少】ウイルス感染，SLE，白血病，リンパ腫，AIDS，免疫抑制薬・副腎皮質ステロイド薬投与，先天性免疫不全症候群 【B細胞減少】重症複合免疫不全症，無または低ガンマグロブリン血症

7．腫瘍・線維化マーカー検査

検査項目	基準値と注意点など	試料	高値(増加)を示す疾患・病態など	低値(減少)を示す疾患・病態など
癌胎児性抗原（CEA）	IRMA：2.5 ng/mL 以下 CLIA：5 ng/mL 以下	血清	結腸・直腸癌，膵癌，胆道癌，胃癌，肺癌，その他の癌	
α-フェトプロテイン（AFP）	10 ng/mL 以下	血清	肝細胞癌，ヨークサック腫瘍，肝芽腫，乳児肝炎，先天性胆道閉鎖症，肝硬変，慢性肝炎，妊娠	
PIVKA-Ⅱ	40 mAU/mL 以下	血漿・血清	肝細胞癌・ビタミンK欠乏症	
シアリルTn抗原（STN）	45 U/mL 以下	血清	卵巣癌，胃癌，その他の癌	
シアリルSSEA-1（SLX）	38 U/mL 以下	血清	肺癌，膵癌，胆道癌，胃癌	
前立腺特異抗原（PSA）	1.8 ng/mL 以下（EIA法），測定法によって異なる	血清	前立腺癌，前立腺肥大症	
γ-セミノプロテイン（γ-Sm）	4 ng/mL 以下	血清	前立腺癌，前立腺肥大症	
前立腺ACP（PAP）	「2．血液生化学検査」の「酵素」を参照			
BCA225	160 U/mL 未満	血清	乳癌	
塩基性フェトプロテイン（BFP）	75 ng/mL 以下	血清	生殖器系癌，肝癌，各種の悪性腫瘍	
CA15-3	30 U/mL 以下	血清	乳癌，卵巣癌，その他の癌	
CA19-9	37 U/mL 以下	血清	膵癌，胆道癌，消化管癌，胆管炎など	血液型 Le^a 陰性者（本検査の適応なし）
CA50	35 U/mL 以下	血清	膵癌，胆道癌，消化管癌，その他の癌	
CA125	男性，閉経後の女性：25 U/mL 以下 閉経前の女性：40 U/mL 以下	血清	卵巣癌，子宮内膜症，肝癌，胆道癌，膵癌	
CA130	男性，閉経後の女性：19 U/mL 以下 閉経前の女性：35 U/mL 以下	血清	卵巣癌，子宮内膜症，肺癌，肝癌，胆道癌，膵癌	
DUPAN-2	150 U/mL 以下	血清	膵癌，胆道癌，肝細胞癌	
IAP	500 μg/mL 以下	血清	胆嚢癌，白血病，食道癌，膵癌，卵巣癌，肺癌，胃癌，その他の癌	
神経特異エノラーゼ（NSE）	10 ng/mL 以下	血清	神経芽腫，小細胞肺癌	
SCC	RIA ビーズキット，EIA：1.5 ng/mL 以下 RIA：2.6 ng/mL 以下	血清	各種扁平上皮癌（子宮頸癌，腟癌，外陰癌，皮膚癌，肺癌，食道癌）	
ガストリン放出ペプチド前駆体（ProGRP）	46 pg/mL 未満 腎機能低下では排泄障害により高値となる	血清	小細胞肺癌	
サイトケラチン19フラグメント（CYFRA）	3.5 ng/mL 以下 男性は女性に比し高値，加齢により上昇	血清	肺扁平上皮癌をはじめ各種扁平上皮癌	

検査項目	基準値と注意点など	試料	高値(増加)を示す疾患・病態など	低値(減少)を示す疾患・病態など
シアル化糖鎖抗原 KL-6（KL-6）	500 U/mL 未満	血清	間質性肺炎，その他の肺の線維化	
サーファクタントプロテイン A（SP-A）	43.8 ng/mL 未満			
サーファクタントプロテイン D（SP-D）	110 ng/mL 未満			

8．尿・糞便検査

検査項目	基準値と注意点など	試料	高値(増加)を示す疾患・病態など	低値(減少)を示す疾患・病態など
尿量	800-1600 mL/日	尿	等張性利尿，低張性利尿	尿路閉塞，腎前性・腎後性乏尿
尿比重	通常：1.015-1.025 水制限時：1.030-1.035 水負荷時：1.001-1.005	尿	脱水，糖尿病，ネフローゼ症候群	腎不全，低カリウム血症，低カルシウム血症，尿崩症
尿 pH	4.6-7.8	尿		
尿たんぱく	定性：陰性 定量：0.044-0.295 g/日	尿	【陽性】糸球体腎炎，起立性たんぱく尿	
尿微量アルブミン	蓄尿：30 mg/日未満，22 mg/g クレアチニン未満，15 μg/分未満 随時尿：30 mg/L 未満，27 mg/g クレアチニン未満	尿		
尿糖（尿グルコース）	定性：陰性（感度0.1 g/dL 未満） 定量：0.029-0.257 g/日	尿	【陽性】糖尿病，甲状腺機能亢進症，胃切除後，腎性糖尿	
尿ウロビリノゲン	±〜+	尿	急性肝炎，慢性肝炎，肝硬変，アルコール性肝障害，薬物性肝障害，心不全，溶血性貧血	肝内胆汁うっ滞，閉塞性黄疸，胆汁瘻
尿ビリルビン	−（感度 0.8 mg/dL）	尿	急性肝炎，劇症肝炎，肝硬変，薬物性肝障害，アルコール性肝障害，肝内胆汁うっ滞，閉塞性黄疸	
尿アセトン体（ケトン体）	陰性（アセトン酢酸として 15 mg/dL 以下）	尿	【陽性】糖尿病性ケトアシドーシス，飢餓，嘔吐	
尿潜血（潜血反応）	陰性（感度 0.015-0.062 mg/dL ヘモグロビン）	尿	【陽性】急性糸球体腎炎，尿路結石，尿路腫瘍，出血性素因	
尿 Bence Jones たんぱく	陰性	尿	【陽性】多発性骨髄腫	
尿 β_2-ミクログロブリン	蓄尿：30-370 μg/日 随時尿：16-518 μg/L，4-180 μg/g クレアチニン	尿	慢性腎不全，糖尿病性腎症，間質性腎炎，慢性糸球体腎炎，急性尿細管壊死，アミノグリコシド系抗菌薬投与時	
尿中 N-アセチルグルコサミニダーゼ（NAG）	CPR-NAG を基質として測定した場合 蓄尿：1.8-6.8 U/日 随時尿：1-4.2 U/L，1.6-5.8 U/g クレアチニン 用いる合成基質により異なる	尿	間質性腎炎，ネフローゼ症候群，糸球体腎炎，糖尿病性腎症，急性尿細管壊死	
尿浸透圧	100-1300 mOsm/kgH2O 尿量によって大きく変化し，ほぼ，100-1300 mOsm/kgH2O の範囲にある	尿		

検査項目	基準値と注意点など	試料	高値(増加)を示す疾患・病態など	低値(減少)を示す疾患・病態など
尿アミラーゼ	尿中総アミラーゼ濃度：267-2104 U/L 尿中総アミラーゼ排泄量：20-60 U/時 膵型アミラーゼ：15-50 U/時 唾液腺型アミラーゼ：5-30 U/時	尿	急性膵炎，慢性膵炎，アミラーゼ産生腫瘍，急性耳下腺炎など	マクロアミラーゼ血症
尿クレアチニン	成人男性：1.1-1.9 g/日 成人女性：0.5-1.6 g/日	尿	妊娠，筋ジストロフィーなど	慢性腎臓病，腎不全，尿路閉塞，心不全など
尿クレアチン	成人男性：0.2-100 g/日 成人女性：0.2-200 g/日	尿	筋症患，甲状腺機能亢進症	
尿中尿酸	通常食：0.4-0.95 g/日 プリン制限食：0.3-0.6 g/日	尿		
尿中カルシウム排泄量	25-100 mEq/日	尿		
尿δ-アミノレブリン酸（ALA）	5 mg/L 以下	尿	ポルフィリン症	
尿沈査検査		尿		
赤血球数	1個/HPF 以内		腎疾患，尿路疾患	
白血球数	1-3個/HPF 以内		腎盂腎炎，膀胱炎	
上皮数	1個/10 F 以下			
硝子円柱数	1-2個/WF 以内			
細菌，真菌，原虫			尿路感染症	
便中ヘモグロビン	陰性（カットオフ値は検査目的により異なる）	便	【陽性】下部消化管出血（大腸癌など）	

9．脳脊髄液検査

検査項目	基準値と注意点など	試料	高値(増加)を示す疾患・病態など	低値(減少)を示す疾患・病態など
液圧	70-180 mmH₂O		脳腫瘍，脳膿瘍，脳内出血，静脈洞血栓症，上大静脈閉塞，脳梗塞，頭部外傷，脳髄膜炎，髄液産生過剰，髄液吸収障害	重症脱水状態，高浸透圧血症，バルビタール中毒，髄液漏
外観	水様無色透明	脳脊髄液		
比重	1.005-1.007	脳脊髄液		
pH	7.31-7.34	脳脊髄液		
細胞数	5個/μL 以下	脳脊髄液	細菌性髄膜炎，脳膿瘍，硬膜下膿瘍，脊髄硬膜下膿瘍，ウイルス性髄膜炎，ウイルス性脳炎，脳脊髄炎，脳脊髄腫瘍，真菌性髄膜炎，サルコイドーシス，Behçet病，多発性硬化症	
総たんぱく	15-45 mg/dL	脳脊髄液	細菌性髄膜炎，結核性髄膜炎，脳脊髄腫瘍，脳膿瘍，脳出血，Guillain-Barré症候群，Behçet病，多発性神経炎	慢性髄液漏，良性頭蓋内圧亢進症

参考文献

矢冨裕：矢崎義雄総編集，内科学（第10版），朝倉書店，付録 pp. 3-18, 2013

付表1　栄養状態の主観的包括的評価 （日本静脈経腸栄養学会）

SGA of nutritional state（栄養状態の主観的包括的評価）

日本静脈経腸栄養学会 NST プロジェクト

患者氏名：＿＿＿＿＿（F・M）　　歳　評価者氏名：＿＿＿＿＿評価年月日：＿＿年＿＿月＿＿日

1：Rough Screening →明らかに栄養不良なしと判定した場合，2：Detailed Screening 以下は不要
　　□明らかに栄養不良なし
　　□栄養不良の可能性あり

2：Detailed Screening
　a）病歴
　　1．体重の変化　　通常の体重　＿＿＿kg
　　　　　　　　　　　現在の体重　＿＿＿kg
　　　　　　　　　　　増加・減少　＿＿＿kg　いつから（　　　　　　）
　　2．食物摂取量の変化（通常との比較）
　　　　　　　　　変化　□無
　　　　　　　　　　　　□有　いつから（　　　　　　）
　　　　　　　　　現在食べられるもの（食べられない・水分のみ・流動食・おかゆ・並食）
　　3．消化器症状
　　　　　　　　　病状　□無
　　　　　　　　　　　　□有
　　　　　　　　　　　　□嘔気　いつから（　　　　　　）
　　　　　　　　　　　　□嘔吐　いつから（　　　　　　）
　　　　　　　　　　　　□下痢　いつから（　　　　　　）
　　4．機能性
　　　　　　　　　機能障害　□無
　　　　　　　　　　　　　　□有　いつから（　　　　　　）
　　　　　　　　　労　働：（せいぜい身の回りのこと・家事程度・肉体労働）
　　　　　　　　　歩　行：（1人・援助・杖・歩行器・いざり歩き）
　　　　　　　　　寝たきり：いつから（　　　　　　）
　　　　　　　　　排　尿：（トイレ・オムツ）排　便：（トイレ・オムツ）
　　5．疾患および疾患と栄養必要量の関係
　　　　　　基礎疾患：＿＿＿＿＿＿＿＿＿＿＿＿＿＿＿＿＿
　　　　　　既往歴：＿＿＿＿＿＿＿＿＿＿＿＿＿＿＿＿＿＿
　　　　　　内服・治療薬：＿＿＿＿＿＿＿＿＿＿＿＿＿＿
　　　　　　熱：＿＿＿℃　　呼吸：（整・頻）脈：（整・頻）
　　　　　　代謝動態：ストレス（無・軽度・中等度・高度）
　b）身体状態
　　　　体型　肥満・普通・るいそう（軽度・重度）
　　　　浮腫　□無
　　　　　　　□有　部位（　　　　　　　　　）
　　　　褥瘡　□無
　　　　　　　□有　部位（　　　　　　　　　）
　　　　腹水　□無
　　　　　　　□有

3：Judgment
　　A：栄養状態良好　　　（栄養学的に問題ありません。）
　　B：軽度の栄養不良　　（現在のところ NST 対象症例ではありません。ただし，今後摂取カロリーの
　　　　　　　　　　　　　減少や感染，手術などの侵襲が加わったり，臓器障害等合併する場合にはC，
　　　　　　　　　　　　　Dへの移行が考えられますので注意が必要です。）
　　C：中等度の栄養不良　（NST 対象症例です。経過・病態に応じて栄養療法導入が必要です。Dに移
　　　　　　　　　　　　　行するリスクあり要注意です。）
　　D：高度の栄養不良　　（NST 対象症例です。直ちに栄養療法が必要で，NST によるアセスメント
　　　　　　　　　　　　　が必要です。）

（日本静脈経腸栄養学会，NST プロジェクト実行委員会，東口髙志編：NST プロジェクトガイドライン，医歯薬出版，2001）

付表2 主な栄養アセスメント項目

1）Body Mass Index(BMI)

体格指数。身長と体重から次の式で算出する。

$$\mathrm{BMI}(\mathrm{kg/m^2}) = 体重(\mathrm{kg})/[身長(\mathrm{m})]^2$$

BMI 22が最も疾患罹患率が低いことから理想値とされ，BMI 22となるような体重を求め標準体重とする。標準体重(kg) = [身長(m)]² × 22。日本肥満学会では，18.5未満をやせ，25以上を肥満としている。

2）標準体重比(％BMI)

標準体重に対する現体重の比率。80～90％は軽度，70～80％は中等度，70％以下は高度の低栄養状態と判定する。

3）体重減少率

1か月間で5％，3か月間で7.5％，6か月間で10％以上の体重減少が認められた場合に高度の低栄養状態と判定する。

4）上腕三頭筋皮下脂肪厚(triceps skinfold thickness：TSF)

上腕の肩から肘までの中点の部位で皮下脂肪の厚さを測定する。体脂肪量を推定。

5）上腕周囲長(arm circumference：AC)

上腕の肩から肘までの中点で上腕周囲を測定する。体脂肪量と筋肉量を推定。

6）上腕筋囲(arm muscle circumference：AMC)

TSFとACを用いて次式により計算する。筋肉量を推定。

$$\mathrm{AMC(cm)} = \mathrm{AC(cm)} - 3.14 \times \mathrm{TSF(mm)}/10$$

7）上腕筋面積(arm muscle area：AMA)

TSFおよびACを用いて次式により計算する。筋肉量を推定。

$$\mathrm{AMA(cm^2)} = [\mathrm{AMC(cm)}]^2/4 \times 3.14$$

TSF，AC，AMC，AMAは，日本人の新身体計測基準値JARD2001との比較で評価する。

8）クレアチニン身長係数(creatinine height index：CHI)

標準体重1kg当たりの1日尿中クレアチニン排泄量を標準値に比較して評価する。筋肉量を推定する。

9）血清アルブミン値

肝臓で合成されるたんぱく質で，血清たんぱく質の約50％を占める。半減期は約20日。内臓たんぱく質の指標。3.5 g/dL未満は低栄養状態とする。

10）免疫能

低栄養状態では免疫能が低下する。免疫グロブリン量，遅延型皮膚反応，総リンパ球数が用いられる。総リンパ球数1,200/mm³以上は低栄養状態なし，1,200～800/mm³は中等度，800/mm³未満は高度の低栄養状態とする。

索引

A－Z

A/G 比	36
ABI	47
AC	84
ACLS	109
ACP	37
AFP	42
Alb	36
ALP	37, 42
ALT	36
AMA	84
AMC	84
Amy	38
ANA	41
ASO	41
AST	36
BE	47
BG	40
BMI	12
BUN	38
B型肝炎ウイルス	44
Ca	39
CA	42
CEA	42
ChE	38
CK	38
Cl	39
CPK	38
Cr	38
CRP	41
CT 検査	49, 51
CT 値	52
CYFRF	42
Cys-C	39
C型肝炎ウイルス	44
C反応性たんぱく	41
DPP 4 阻害薬	96
EBM	119
ERAS	99
ESR	34
ES 細胞	107
Friedewald の式	40
GFR	39
GFR 推算式	133
GOT	36
GPT	36
GVHD	98
Hb	34
HBs 抗原・抗体	44
HBV	44
HCV	44
HCV 抗体	44
HDL コレステロール	40
Hp	36
Ht	34
IP	39
iPS 細胞	107
Japan Coma Scale	11
K	39
LD	37, 42
LDL コレステロール	40
MCH	35
MCHC	35
MCV	35
METs	92
MNA	79
MRCP	62, 63
MRI 検査	59
MUST	79
Na	39
NST	1, 77, 83, 124
NST における栄養管理	77
ODA	79
P	39
PAP	37
PDCA サイクル	75
PEG	89
PEJ	89
PET	65, 67
PET/CT	67
PPN	90
PSA	37
PSG	48
PWV	47
RBC	34
RCT	120
REM	25
RF	41
ROC 曲線	31
RTP	36
SGA	2, 79
SGLT2阻害薬	96
SLX	42
SPECT	65
STS	43
T 1 強調画像	60
T 2 強調画像	61
TBI	47
TG	40
TP	36
TPN	90
TSF	84
UA	39
X 線検査	49

あ・い

アイソザイム	36, 37, 38, 42
アイソトープ	65
アイソトープ治療	104
悪性腫瘍	45
悪玉コレステロール	40
圧痕	15
アミラーゼ	38
アルカリホスファターゼ	37
α-グルゴシダーゼ阻害薬	96
α-フェトプロテイン	42
アルブミン	36
イーラス	99
医学的リハビリテーション	105
意識	11
意識障害	11, 13
意識障害の評価	11
維持的リハビリテーション	106
維持輸液	97
移植	101
一次救命処置	109
逸脱酵素	36, 37, 38
イットリウム90	104
遺伝子検査	44
遺伝病	45
医療被曝	49
医療面接	6
胃瘻	89
インクレチン	96

うーお

ウイルス	45
ウイルスマーカー	44
ウロビリノゲン	16, 33
運動麻痺	19
運動療法	91
栄養・食事療法	83
栄養アセスメント	2, 78, 84
栄養一次情報	84
栄養ケア・マネジメント	1
栄養ケア計画	3, 81, 85
栄養サポートチーム	

…………………… 1, 77, 83, 124	
栄養障害 ……………………… 83	
栄養スクリーニング ………… 2	
栄養スクリーニングツール … 78	
栄養素欠乏 …………………… 84	
栄養投与量 …………………… 85	
栄養輸液 ……………………… 97	
エックス線検査 ……………… 49	
エネルギー投与量 …………… 85	
エネルギー必要量 ……… 82, 85	
エビデンスレベル ………… 120	
嚥下 …………………………… 21	
嚥下困難 ……………………… 21	
塩酸ヘマチン ………………… 24	
塩素 …………………………… 39	
黄疸 …………………………… 16	
嘔吐 …………………………… 21	
悪心 …………………………… 21

か

カーボカウント ……………… 87
ガイドライン ………………… 121
外部照射 ……………………… 104
下顎呼吸 ……………………… 10
核医学検査 …………………… 65
角化 …………………………… 18
喀血 …………………………… 18
喀痰検査 ……………………… 34
拡張期血圧 …………………… 9
仮性めまい …………………… 14
家族歴 ………………………… 7
カットオフ値 ………………… 30
家庭血圧 ……………………… 9
下部消化管内視鏡 …………… 70
仮面高血圧 …………………… 9
カラードプラ ………………… 57
ガラス圧法 …………………… 18
カリウム ……………………… 39
カルシウム …………………… 39
カルシウム含有食品 ………… 94
がん関連抗原 ………………… 42
肝機能検査 …………………… 132
還元ヘモグロビン …………… 16
幹細胞 ………………………… 107
間接ビリルビン …………… 16, 36
関節リウマチ ………………… 41
感染症検査 …………………… 43
癌胎児性抗原 ………………… 42
間代性痙攣 …………………… 13
眼底検査 ……………………… 48
感度 …………………………… 31
鑑別診断 ……………………… 7
γ-GT ………………………… 37

緩和医療 ……………………… 115
緩和ケア診療加算 …………… 116
緩和ケアチーム ……………… 115
緩和ケア病棟 ………………… 115

き・く

既往歴 ………………………… 7
器質性便秘 …………………… 23
基準値 ………………………… 30
基準範囲 ……………………… 30
機能性便秘 …………………… 23
機能的リハビリテーション … 106
基本的検査 …………………… 124
客観的データアセスメント … 79
救急救命医療 ………………… 109
急性腹症 ……………………… 20
急速代謝回転たんぱく質 …… 36
教育的リハビリテーション … 106
凝固・線溶検査 ……………… 35
胸式呼吸 ……………………… 10
強直性痙攣 …………………… 13
胸部CT ……………………… 52
キレート ……………………… 94
金属イオンのキレート ……… 94
筋電図検査 …………………… 46
空腸瘻 ………………………… 89
クスマウル大呼吸 …………… 10
グリーフケア ………………… 116
クレアチニン ………………… 38
クレアチンキナーゼ ………… 38
グレープフルーツジュース … 93
クロール ……………………… 39

け

経管栄養法 …………………… 89
経口摂取 ……………………… 87
経口糖尿病薬 ………………… 94
経腸栄養剤 …………………… 87
経腸栄養法 …………………… 87
頸動脈超音波検査 …………… 58
経鼻チューブ ………………… 89
傾眠 …………………………… 13
稽留熱 ………………………… 11
痙攣 …………………………… 13
下血 …………………………… 24
血圧 …………………………… 9
血液学的検査 ……………… 34, 125
血液浄化 ……………………… 98
血液生化学検査 …………… 36, 127
血液透析器 …………………… 102
血液透析療法 ………………… 98
血液比重 ……………………… 34
結核菌 ………………………… 44

結核菌検査 …………………… 43
血管造影画像 ………………… 54
血小板 ………………………… 35
血清学的検査 ……………… 41, 137
血痰 …………………………… 18
血中尿素窒素 ………………… 38
血糖 …………………………… 40
ゲノム医療 ………………… 44, 45
下痢 …………………………… 24
原因療法 ……………………… 74
検温法 ………………………… 10
研究デザイン ………………… 120
健康づくりのための身体活動基準2013 …………………… 92
言語聴覚療法 ………………… 106
現症 …………………………… 7
検体検査 ……………………… 27
検体採取 ……………………… 28
見当識 ………………………… 11
現病歴 ………………………… 6

こ

抗CCP抗体 ………………… 41
好塩基球 ……………………… 35
抗核抗体 ……………………… 41
抗環状シトルリン化ペプチド抗体 ……………………… 41
高血圧 ………………………… 10
好酸球 ………………………… 35
光子線 ………………………… 104
抗ストレプトリジンO抗体 … 41
好中球 ………………………… 35
高張性脱水 …………………… 14
呼吸 …………………………… 10
骨シンチグラフィー ………… 66
骨軟部MRI ………………… 65
骨盤MRI …………………… 64
コリンエステラーゼ ………… 38
コレステロール ……………… 39
根拠に基づく医療 …………… 119
昏睡 …………………………… 13
根治療法 ……………………… 74
昏迷 …………………………… 13

さ

細菌検査 ……………………… 43
細菌性ショック ……………… 13
再生医療 ……………………… 107
最大酸素摂取量 ……………… 91
作業療法 ……………………… 106
3-3-9度方式 ……………… 11
酸性ホスファターゼ ………… 37

索引

し

ジアスターゼ	38
自家細胞	109
磁気共鳴画像検査	59
糸球体濾過量	39
脂質	87
四肢麻痺	19
視診	7
シスタチンC	39
次世代シークエンサー	45
死体移植	101
弛張熱	11
死の判定	117
社会的リハビリテーション	106
社会歴	7
周期熱	11
自由行動下血圧	9
収縮期血圧	9
周術期	99
終末期医療	113
終夜睡眠ポリグラフ検査	48
主観的包括的アセスメント	2, 79
手術	99
主訴	6
術後	100
術前	99
術中	100
腫瘍・線維化マーカー検査	139
腫瘍マーカー検査	41
循環血液量減少性ショック	12
消化・吸収障害	80
消化管造影検査	51
症候	9
症状	9
小線源治療	104
上部消化管内視鏡	68
静脈栄養法	89
上腕筋囲	84
上腕筋面積	84
上腕三頭筋部皮下脂肪厚	84
上腕周囲長	84
職業的リハビリテーション	106
触診	7
食欲不振	22
食塊	21
ショック	12
徐脈	10
心陰影	50
心エコー	46, 57
心音図	46
腎機能検査	133
心筋血流シンチグラフィー	66
神経原性ショック	13
心原性ショック	12
人工膵島	102
人工臓器	102
診察室血圧	9
滲出液	25
真性めまい	14
心臓CT	54
心臓死	117
心臓超音波検査	46, 57
身体計測	84
身体所見	84
身体診察	7
診断閾値	30
診断特性	31
心電図	45
心拍出量	9
診療ガイドライン	121
診療録	7

す〜そ

水素原子核	59
水分維持量	97
水分投与量	86
睡眠時無呼吸症候群	25, 48
睡眠障害	25
頭痛	18
ストロンチウム89	104
スルホニル尿素薬	95
生活歴	7
精神・心理療法	75
生体移植	101
静的栄養アセスメント	2
生物学的半減期	66
整脈	10
生理機能検査	27, 45
生理的変動	28
赤沈	34
脊椎脊髄MRI	63
是正輸液	97
赤血球恒数	35
赤血球数	34
赤血球沈降速度	34
摂食・嚥下	21
摂食中枢	22
鮮血便	24, 33
全身倦怠感	12
善玉コレステロール	40
線溶	35
前立腺ACP	37
造影CT検査	53
造影剤腎症	53
臓器・組織移植	101

た・ち

総たんぱく	36
咀嚼・嚥下障害	79
速攻型インスリン分泌促進薬	96
尊厳死	117
ターミナルケア	113
タール便	24, 33
体液	14
体温	10
体腔液	14
代謝障害	80
体重減少	12
体重増加	12
対症療法	74
多因子遺伝病	45
打診	8
脱水	14
縦緩和	60
単球	35
単純エックス線検査	49
炭水化物	86
たんぱく質	86
単麻痺	19
チアゾリジン薬	96
チアノーゼ	16
チアミン	94
チェーン・ストーク呼吸	10
中心静脈栄養	90
中性脂肪	40
超音波検査	46, 55
腸管出血性大腸菌O157	43
徴候	9
聴診	8
直接ビリルビン	16, 36
治療閾値	30
治療計画	75

つ〜と

対麻痺	19
低張性脱水	14, 15
電解質	39
電解質維持量	97
同位体	65
等張性脱水	14, 15
動的栄養アセスメント	2
糖尿病	40, 94
頭部CT	52
頭部MRI	62
動脈血ガス分析	47
動脈硬化検査	47
特異度	31
特殊療法	75

吐血	24
トライツ靭帯	24
トリアージ	110
トリグリセリド	40

な―の

内視鏡検査	68
内分泌機能検査	133
内用療法	104
ナトリウム	39
75g経口ブドウ糖負荷試験	40
二次救命処置	110
入院時初期評価	77
乳酸脱水素酵素	37
乳房検査	51
尿・糞便検査	140
尿pH	32
尿ウロビリノゲン	33
尿検査	31, 140
尿酸	39
尿潜血	33
尿たんぱく	32
尿沈査	33
尿糖	32
尿比重	32
尿量	32
熱性痙攣	14
粘血便	24, 33
脳血流シンチグラフィー	67
脳死	117
脳脊髄液検査	141
脳波検査	46
ノンレム睡眠	25

は・ひ

バイアス	121
肺機能検査	47
敗血症	13
バイタルサイン	9, 110
バイタルチェック	110
梅毒血清反応	43
肺門陰影	50
白衣高血圧	9
白血球	35
白血球分画	35
発熱	11
ハプトグロビン	36
半減期	66
比較臨床試験	120
ビグアナイド薬	96

ビタミンB_1	94
ビタミンK含有食品	93
皮膚の構造	17
非抱合型ビリルビン	16, 36
標準体重	12
病態変動	27
病棟薬剤業務実施加算	92
ビリルビン	16, 36
ピロリ菌	43, 68
貧血	35
頻脈	10

ふ―ほ

不穏	13
腹式呼吸	10
腹水	25
腹痛	20
腹部CT	53
腹部MRI	63
腹部エコー	46, 55
腹部ダイナミック造影CT	53
腹部超音波検査	46, 55
腹部膨隆	25
腹膜播種	25
不顕性感染	43
浮腫	15
不整脈	10
物理療法	75
フローボリウム曲線	47
糞便検査	33, 140
平均赤血球血色素濃度	35
平均赤血球血色素量	35
平均赤血球容積	35
ヘマトクリット値	34
ヘム	16
ヘモグロビン量	34
ヘリコバクター・ピロリ	43, 68
便潜血	33
便秘	23
片麻痺	19
抱合型ビリルビン	16, 36
放射性同位元素	65, 104
放射線	103
放射線宿酔	104
放射線治療	103
保存療法	74
発疹	17

ま―も

末梢血管抵抗	9

末梢静脈栄養	90
麻痺	19
満腹中枢	22
マンモグラフィー	51
看取り	116
脈圧	9
脈拍	10
無機リン	39
無作為割り付け	121
メタアナリシス	120
メニエール病	14
めまい	14
盲検法	121
網赤血球	34
モニタリング	3, 90
問診	6

や―よ

薬剤師	92
薬物と食品の相互作用	93
薬物療法	92
有酸素運動	91
輸液	97
輸血	98
輸血後移植片対宿主病	98
ヨウ素131	104
ヨード造影剤	53
横緩和	61
予測最大心拍数	91
予防医学的閾値	30
予防的リハビリテーション	105

ら―ろ,わ

ラジオアイソトープ	65
リウマトイド因子	41
理学療法	106
リガンド	98
リハビリテーション	105
リビング・ウイル	117
リン	39
臨床検査	27, 84, 124
臨床判断値	30
リンパ球	35
レジスタンス運動	91
レム睡眠	25
漏出液	25
ロコモティブシンドローム	92
ワルファリン	93

第3部 臨床検査項目 掲載ページ一覧

1．血液学的検査

- 赤血球数 ………………… 125
- ヘモグロビン量 ………… 125
- ヘマトクリット値 ……… 125
- 平均赤血球恒数 ………… 125
- 網赤血球 ………………… 125
- 赤血球寿命 ……………… 125
- 白血球数 ………………… 125
- 白血球百分率 …………… 125
- 血小板数 ………………… 125
- 血小板粘着能 …………… 125
- 血小板凝集能 …………… 125
- 出血時間 ………………… 125
- β-トロンボグロブリン … 125
- 血小板第4因子 ………… 125
- プロトロンビン時間 …… 126
- APTT …………………… 126
- フィブリノゲン ………… 126
- トロンボテスト ………… 126
- ヘパプラスチンテスト … 126
- アンチトロンビン ……… 126
- TAT ……………………… 126
- 可溶性フィブリンモノマー複合体 …………………………… 126
- 血液凝固因子活性 ……… 126
- プロテインC活性 ……… 126
- プロテインS活性 ……… 126
- プラスミノゲン ………… 126
- FDP ……………………… 126
- 血漿 FDP ………………… 126
- D ダイマー ……………… 126
- PIC ……………………… 126
- 赤沈 ……………………… 126

2．血液生化学検査

- グルコース ……………… 127
- ガラクトース …………… 127
- ピルビン酸 ……………… 127
- 乳酸 ……………………… 127
- シアル酸 ………………… 127
- ケトン体 ………………… 127
- 総脂質 …………………… 127
- トリグリセリド ………… 127
- 遊離脂肪酸 ……………… 127
- リン脂質 ………………… 127
- 総コレステロール ……… 127
- 遊離型コレステロール … 127
- エステル型コレステロール … 127
- コレステロールエステル比 … 127
- HDLコレステロール …… 127
- LDLコレステロール …… 127
- アポたんぱく分画 ……… 127
- リポたんぱく（a） ……… 127
- 過酸化脂質 ……………… 128
- 総胆汁酸 ………………… 128
- 総たんぱく ……………… 128
- アルブミン ……………… 128
- A/G 比 …………………… 128
- たんぱく分画 …………… 128
- トランスサイレチン …… 128
- α_1-酸性糖たんぱく …… 128
- α_1-アンチトリプシン … 128
- α_2-マクログロブリン … 128
- プロコラーゲンⅢペプチド … 128
- Ⅳ型コラーゲン 7S ……… 128
- セルロプラスミン ……… 128
- ハプトグロビン ………… 128
- トランスフェリン ……… 128
- ヘモペキシン …………… 128
- フィブリノゲン ………… 128
- クリオグロブリン ……… 128
- α_1-ミクログロブリン … 128
- β_2-ミクログロブリン … 129
- レチノール結合たんぱく … 129
- ミオグロビン …………… 129
- 心筋ミオシン軽鎖 ……… 129
- 血中尿素窒素 …………… 129
- 尿酸 ……………………… 129
- クレアチニン …………… 129
- シスタチンC …………… 129
- クレアチン ……………… 129
- アンモニア ……………… 129
- ナトリウム ……………… 129
- カリウム ………………… 129
- クロール ………………… 129
- カルシウム ……………… 129
- マグネシウム …………… 129
- 無機リン ………………… 130
- 動脈血ガス・酸塩基平衡 … 130
- 浸透圧 …………………… 130
- 鉄 ………………………… 130
- 総鉄結合能 ……………… 130
- 不飽和鉄結合能 ………… 130
- フェリチン ……………… 130
- 銅 ………………………… 130
- 亜鉛 ……………………… 130
- AST ……………………… 130
- ALT ……………………… 130
- AST/ALT 比 …………… 130
- アミラーゼ ……………… 130
- アルドラーゼ …………… 130
- エラスターゼ1 ………… 130
- γ-GT ……………………… 130
- クレアチンキナーゼ …… 130
- CK-MB …………………… 131
- CK アイソザイム ……… 131
- コリンエステラーゼ …… 131
- トリプシン ……………… 131
- 乳酸脱水素酵素 ………… 131
- LD アイソザイム ……… 131
- アルカリホスファターゼ … 131
- ALP アイソザイム ……… 131
- 酸性ホスファターゼ …… 131
- 前立腺 ACP ……………… 131
- リパーゼ ………………… 131
- LCAT …………………… 131
- LAP ……………………… 131
- 総ビリルビン …………… 131
- 直接ビリルビン ………… 131
- 間接ビリルビン ………… 131
- ビタミンA ……………… 132
- ビタミンB_1 …………… 132
- ビタミンB_2 …………… 132
- ビタミンB_6 …………… 132
- ビタミンB_{12} ………… 132
- ビタミンC ……………… 132
- パントテン酸 …………… 132
- ナイアシン ……………… 132
- ビタミンE ……………… 132
- 葉酸 ……………………… 132

3．肝機能検査

- チモール混濁試験 ……… 132
- 硫酸亜鉛混濁試験 ……… 132
- BSP 試験 ………………… 132
- ICG 試験 ………………… 132

4．腎機能検査

- 腎血流量 ………………… 133
- RPF ……………………… 133
- GFR ……………………… 133
- GFR/RPF ………………… 133
- クレアチニンクリアランス … 133
- PSP 試験 ………………… 133
- Fishberg 濃縮試験 ……… 133

5．内分泌機能検査

- ACTH …………………… 133
- TSH ……………………… 133
- GH ……………………… 133

FSH	133
LH	134
プロラクチン	134
ADH	134
オキシトシン	134
T₃	134
FT₃	134
T₄	134
FT₄	134
サイログロブリン	134
抗サイログロブリン抗体	134
抗甲状腺ペルオキシダーゼ抗体	134
TSH 受容体抗体	134
サイロキシン結合グロブリン	134
¹³¹I-甲状腺摂取率	134
基礎代謝率	134
PTH	134
カルシトニン	134
75g OGTT	134
インスリン	134
HbA1c	135
HbA1	135
フルクトサミン	135
グリコアルブミン	135
1,5-AG	135
グルカゴン	135
C-ペプチド	135
抗 GAD 抗体	135
抗 IA-2 抗体	135
ガストリン	135
コルチゾール	135
17-OHCS	135
17-KS・総	135
アルドステロン	135
レニン活性	135
アンジオテンシンⅡ	135
アンジオテンシン変換酵素	135
カテコールアミン 3 分画	135
メタネフリン 2 分画	135
バニリルマンデル酸	135
ホモバニリル酸	135
総エストロゲン	136
エストラジオール	136
エストリオール	136
プロゲステロン	136
プレグナンジオール	136
テストステロン	136
hCG	136

6．血清学的検査

CRP	137
血清アミロイド A	137
ASO 価	137
ASK 価	137
Paul-Bunnell 反応	137
寒冷凝集反応	137
Weil-Felix 反応	137
梅毒血清反応	137
リウマトイド因子	137
抗 CCP 抗体	137
LE 細胞	137
LE テスト	137
抗核抗体	137
抗 DNA 抗体	137
抗 ds-DNA 抗体	137
抗 ss-DNA 抗体	137
抗 RNP 抗体	137
抗 Sm 抗体	137
抗ミトコンドリア抗体	137
抗内因子抗体	137
抗胃壁細胞抗体	137
抗血小板同種抗体	137
血小板関連 IgG	137
抗 SS-A/Ro 抗体	137
抗 SS-A/La 抗体	137
抗 Scl-70抗体	137
免疫複合体	138
直接 Coombs 試験	138
間接 Coombs 試験	138
HAV	138
HBs 抗原/抗体	138
HBe 抗原/抗体	138
HBc 抗体	138
HCV 抗体	138
HIV 抗体	138
HTLV-I 抗体	138
IgG/A/M/D/E	138
補体価	138
C3	138
C4	138
T 細胞・B 細胞百分率	139

7．腫瘍・線維化マーカー検査

CEA	139
AFP	139
PIVKA-Ⅱ	139
STN	139
SLX	139
PSA	139
γ-Sm	139
前立腺 ACP	139
BCA225	139
塩基性フェトプロテイン	139
CA15-3	139
CA19-9	139
CA50	139
CA125	139
CA130	139
DUPAN-2	139
IAP	139
神経特異エノラーゼ	139
SCC	139
ProGRP	139
CYFRA	139
KL-6	140
SP-A	140
SP-D	140

8．尿・糞便検査

尿量	140
尿比重	140
尿 pH	140
尿たんぱく	140
尿微量アルブミン	140
尿糖	140
尿ウロビリノゲン	140
尿ビリルビン	140
尿アセトン体	140
尿潜血	140
尿 Bencse Jones たんぱく	140
尿 β₂-ミクログロブリン	140
NAG	140
尿浸透圧	140
尿アミラーゼ	141
尿クレアチニン	141
尿クレアチン	141
尿中尿酸	141
尿中カルシウム排泄量	141
ALA	141
尿沈査検査	141
便中ヘモグロビン	141

9．脳脊髄液検査

液圧	141
外観	141
比重	141
pH	141
細胞数	141
総たんぱく	141

〔編著者〕（執筆順）

田中　明 たなか　あきら	女子栄養大学栄養学部教授	序章，第1章
加藤　昌彦 かとう　まさひこ	椙山女学園大学生活科学部教授	第2章，第5章1～2
津田　博子 つだ　ひろこ	中村学園大学栄養科学部教授	第3章1～3, 10, 第3部

〔著　者〕（執筆順）

北川　章 きたがわ　あきら	至学館大学健康科学部教授	第3章4～9, 11
木村　雅子 きむら　まさこ	女子栄養大学栄養学部准教授	第4章
清水　瑠美子 しみず　るみこ	公益社団法人福井県栄養士会名誉会長	第5章3, 第6章1.3
宮澤　靖 みやざわ　やすし	東京医科大学病院栄養管理科科長	第6章1～3
外山　健二 とやま　けんじ	神奈川県立保健福祉大学名誉教授	第6章4～10
榎　裕美 えのき　ひろみ	愛知淑徳大学健康医療科学部教授	第7章，第8章
矢冨　裕 やとみ　ゆたか	東京大学大学院医学系研究科臨床病態検査医学分野教授	第3部

〔**執筆協力者**（第4章）〕

竹森　重 たけもり　しげる	東京慈恵会医科大学医学部教授
岸川　浩 きしかわ　ひろし	東京歯科大学市川総合病院准教授

NSTのための
疾患診断・治療と臨床検査の基礎知識

2014年（平成26年）3月31日　初版発行
2022年（令和4年）2月10日　第4刷発行

		田　中　　　明
編著者		加　藤　昌　彦
		津　田　博　子

発行者　　筑　紫　和　男

発行所　　株式会社 建 帛 社 KENPAKUSHA

〒112-0011　東京都文京区千石4丁目2番15号
TEL (03) 3944—2611
FAX (03) 3946—4377
https://www.kenpakusha.co.jp/

ISBN 978-4-7679-0505-1　C3047　　　　亜細亜印刷／ブロケード
Ⓒ田中，加藤，津田ほか，2014.　　　　Printed in Japan
（定価はカバーに表示してあります）

本書の複製権・翻訳権・上映権・公衆送信権等は株式会社建帛社が保有します。
JCOPY〈出版社著作権管理機構　委託出版物〉
本書の無断複製は著作権法上での例外を除き禁じられています。複製される場合は，そのつど事前に，出版社著作権管理機構（TEL 03-5244-5088，FAX 03-5244-5089，e-mail：info@jcopy.or.jp）の許諾を得て下さい。